U0097829

更年期的生活與飲食

把握女性最後一次的生理轉機

莊淑旂博士 指導
章惠如 著

廣和坐月子

目錄

推薦序

作者序

經驗分享

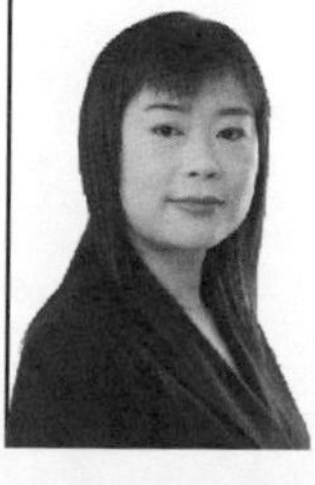

第一篇　揭開「更年期」神秘的面紗

第二篇　有效、無副作用的更年期食療法

第三篇　自我健康管理——更年期的生活與飲食

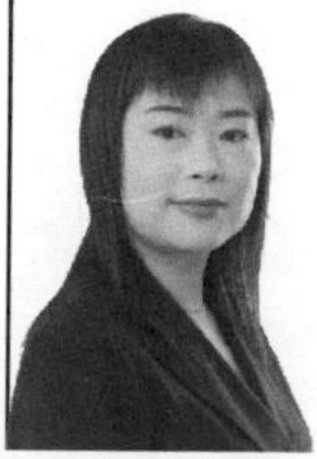

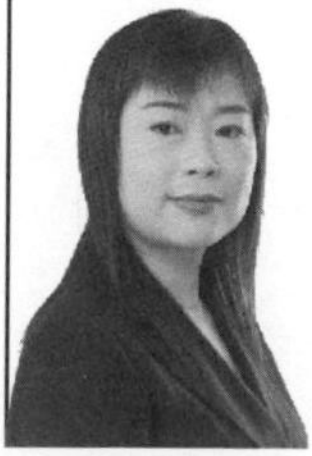

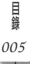

附錄

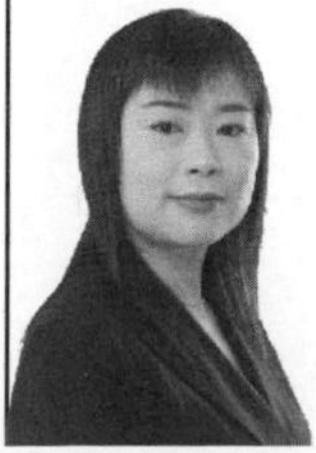

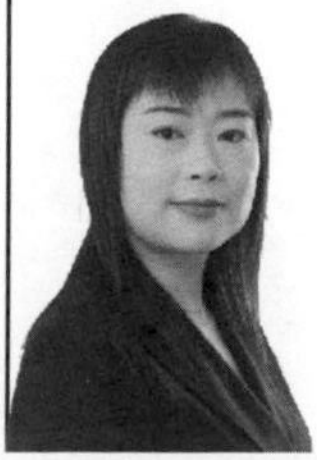

推薦序

重視更年期，青春、健康又美麗！

莊壽美

在家母—旅日名醫莊淑旂博士從小精緻的調養下，我輕易地渡過女人一生改變體質的四大良機「初潮期」、「生產期」、「更年期」及每月必來的「生理期」！

真的，尤其是「更年期」，我簡直忙得忘了「它」的存在，也就是我健康得像條牛，根本沒感覺到「更年期」的到來！

不過到目前為止，我與母親(莊淑旂博士)已演講與展覽逾600場次，其中有許多上了年紀的婦女朋友，曾很痛苦的告訴我：她們有嚴重的失眠症，情緒非常焦躁，時常潮熱汗出，甚或心悸、胸悶氣短 等現象，嚴重影響了生活品質與工作的效力，更造成了許多的不便與緊張氣氛！我有空時就請教母親，才知道那就是「更年期」症候群！原來婦女是有那麼多的麻煩與痛苦喔！

於是，我告訴她們有關我健康快樂的秘訣—也就是沒有痛苦的「更年期」秘訣，甚至是抓住「初潮期」、「生產期」及每月報到的「生理期」，徹底改變體質，使成健康快樂的秘訣—那就是本書所寫的各種飲食、運動、生活的「自我健康管理」及「防癌宇宙操」等秘訣！其中：大豆異黃酮、谷維素、膠原蛋白、珍珠鈣、糙薏仁、山藥……等，都是生技研究上被證實，可有效減緩「更年期」各種症狀，使身體保持在最健康的狀態上，歡迎讀者們一起與我來分享它們的威力！我們辛苦的研究，對您有絕對的幫助，請努力實踐與嚐試，如此您會與我一樣，不知「更年期」的來臨，並健康得像條牛似的，永遠有用不完的精力！

希望您有「預防勝於治療」及「今天疲勞今天消除」的觀念，不要一直製病再來治病，每天早睡（十點半前須睡）早起（迎接朝陽，並散步三十分鐘左右，

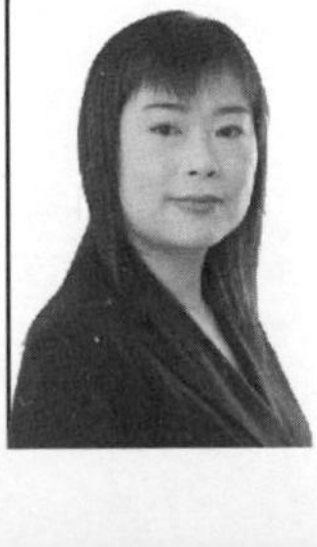

吸飽新鮮空氣，比山珍海味更佳），跟著自然去生活，並且恪遵：

1 **早上吃好**：可吃肉類，讓一整天充分消化，使之成為活力的來源，當然，青菜、蛋、奶、水果、穀類是早餐必吃的。

2 **中午吃飽**：最好吃鮮魚、青菜、豆腐、麵食等。

3 **晚上吃少、不吃更好**（上腹凸出，滿腹脹氣者）：以「蒸粥」最佳。

以上數條法則是最重要的，當然，書內精彩的內容更不可不遵守，你非看此書不可，它一定會讓你有意想不到的驚奇，請努力吧！女性一生最後改善體質的最佳良機——「更年期」，你絕對不能錯過！此書就是您的「法寶」！大家加油！

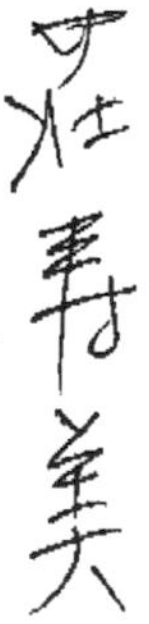

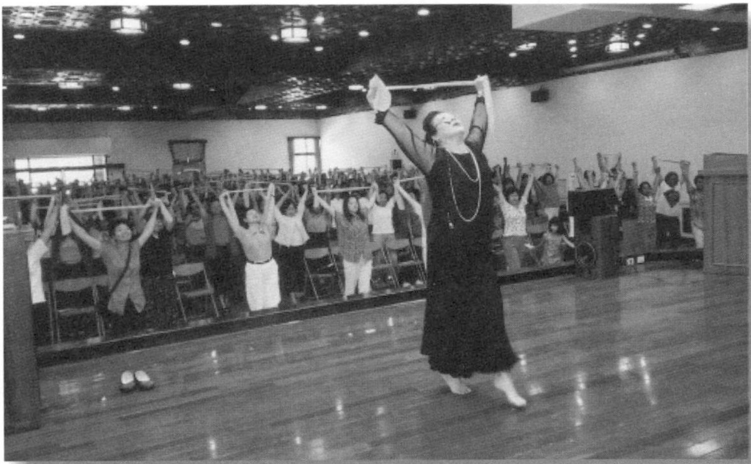

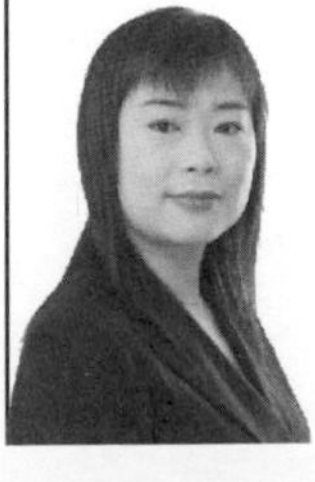

作者序

把握女性一生中最後一次生理轉機——更年期　章惠如

從小，在外婆莊淑旂博士和母親莊壽美老師的調教下，初潮期即做好體質調整，而於少女時的生理期，記憶中總是跟同學不一樣！當時，母親總會嚴厲的督導我於生理期間不洗頭、不吃冰，連體育課若有劇烈運動都會再三叮嚀我要跟老師請假！這些「生理期的禁忌」對當值青春期的我而言，總覺得害羞而且痛苦（因為不吃冰、不洗頭，同學就知道我「那個」來了！而青春期內分泌旺盛，一個禮拜不洗頭就變的油頭垢面，全身都不舒服）。尤其是「生理期的補品」（當時是母親自行熬煮，現已由廣和集團以生物科技技術研發成「莊老師婦寶」），對年輕體健的我而言感覺簡直就是「多餘」！然而，隨著年齡的成長，我發現我的健康狀況，真的比同年紀的朋友好得太多，就連皮膚、氣色及體力都顯得相當不錯！

二十八歲時（民國七十九年），母親創辦廣和集團，而我也就開始從事全民健康推廣的服務，在外婆莊淑旂博士的健康理念當中，尤以懷孕養胎、產後坐月子以及更年期生活及飲食的調養法最具宏效，期間，因我自己於民國八十五年不幸小產，卻因沒有人手幫我準備月子餐且心情沮喪而無法按外婆坐月子的方法好好調養，導致眼睛疲勞、腰酸背痛、體力衰退，甚至得了產後肥胖症！基於此，於是我致力研發及推廣有關孕、產婦相關的領域，終於成功的研發出「廣和月子餐宅配服務」、「廣和坐月子水」以及「莊老師孕、產婦系列商品」，並出版多本相關叢書，希望可以協助婦女把握住生理期及坐月子改善體質的大好良機，青春、健康又美麗！

如今，我已四十三歲了！從四十歲開始，我開始體驗更年期的身、心變

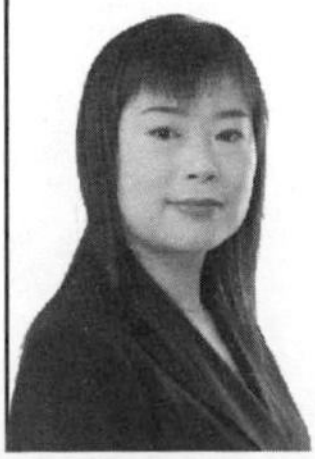

化，而「更年期」就是由中年踏入老年之際的過渡時期！也是進入老年階段的前奏曲。

更年期主要表現為人的內分泌功能減退或失調，最突出的是性腺功能的變化。這一變化或輕或重會引起體內一系列平衡失調，使人體的神經系統與精神活動狀況的穩定性減弱，從而導致人體對環境的適應力下降，對各種精神因素和軀體疾患都比較敏感，以致出現情緒波動，感情多變，並可誘發多種疾病！

以往，由於醫學不像目前發達，大部份女性並不了解什麼是更年期障礙，更惶論就醫求診。另方面，也由於傳統女性角色的束縛，必須矜持及忍耐，所以大部份的女性也只能默默忍受這一段黑暗時期。

近來，生物科技的進步，許多證實對更年期障礙有明顯改善效果、又無副作用的天然元素，已經成功的被研發出來，此一成果，不僅造福了無數正處於更年期綜合症的苦難婦女，對於即將步入更年期的女性，也能達到預防的效果，甚至絕經後的婦女，也能因此而更加健康，回復青春！

此外，如果懂得把握女性最後一次的生理轉機，做好生活及飲食上的健康管理，就可避免或減少各種症狀的發生，平安渡過更年期，順利邁進老年生活！

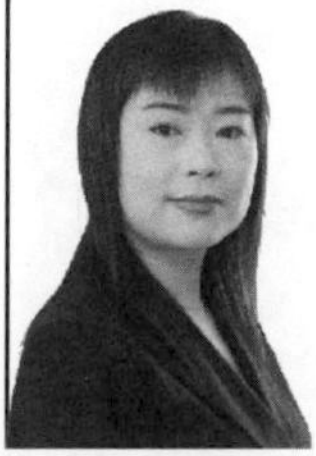

經驗分享

控制不住的肥胖及掉髮

陳曉萍

我今年四十三歲，生過二胎。年輕的時候是個標準的辣妹，不僅身材窈窕，皮膚也很好。生完小孩之後，也算維持的還不錯！天生愛美的我，常常以姣好的身材及亮麗的外表引以為傲！

但是，就在三年前開始，體重開始逐漸增加，臀圍及腰身都比以前寬了二至三吋，連手臂也逐漸長出蝴蝶袖，臉上的肌膚不再緊緻而且開始出現皺紋，皮膚變的乾而且粗糙，連頭髮也開始變白，而且大量掉髮！

一向愛美的我，當然無法接受這些體膚上的改變，於是開始了一連串的瘦身及保養計畫。奇怪的是：其實我的食量並沒有變大，以前年輕的時候怎樣吃也不會變胖，很多人都很羨慕我，說我很有口福！但是，在體重開始不明原因的緩慢增加後，不論我如何控制飲食，效果都非常有限！這對我來說，無非是一個很大的打擊，連情緒都變得憂鬱而沮喪，對自己完全失去了自信心！

同事見我如此不開心，於是推薦我找廣和做健康諮詢管理，並給了我大章老師的電話。我抱著姑且一試的心態填寫健康問卷表，並與章老師聯絡。沒想到我現在真的開始恢復健康跟美麗了！

原來，我體膚上的改變是跟「更年期」有關！透過諮詢，我了解到：多數的女性會在四十歲之後出現肥胖的趨勢，發現食量並未增加，但體重卻逐漸上升，尤其是局部如：腹部、臀部、手臂、大腿內側……等。而女性在更年期肥胖的主要因素，與卵巢功能衰退，雌激素分泌驟降有關，這使得身體代償性的累積脂肪，以增加分泌，並會使代謝率逐漸降低，比年輕時減了百分之十到十五，而且能量轉換成脂肪的效率也提高，形成了人體肌肉體積逐漸減少，體脂肪卻逐漸增加的現象。

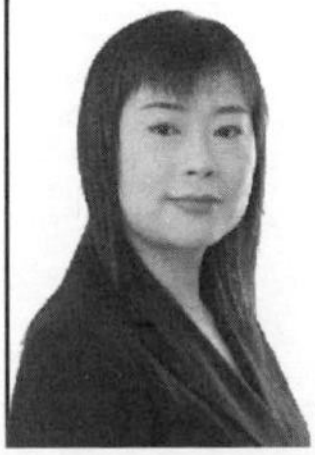

而因為皮下的膠原蛋白及女性荷爾蒙（雌激素）分泌減少，使得皮下脂肪及水份降低，於是皮膚及頭髮漸漸失去彈性及光澤，開始產生皺紋、白髮及掉髮的現象！

了解到自己肥胖及老化的真正因素後，我開始依循大章老師提供給我的生活及飲食管理課程認真的執行體質調整：

一、從晚上少吃做起：以往，早晨總是睡到最後一刻才起床，隨便塞點麵包就趕去上班，中午也吃外食隨便打發，到了晚餐就成為飲食的重點，甚至臨睡前還習慣性的要補充宵夜，而章老師給我功課中，第一條就是要遵守早、午、晚餐食物的份量比例三：二：一的飲食重點，從晚餐只吃「蒸粥」＋蔬菜做起。

二、早餐要吃肉、蔬菜及薏仁飯或五穀飯；中餐吃魚及蔬菜，不吃飯，只吃

「仙杜康」（每日六包）；睡前三小時不吃任何東西，也不喝水。

三、每日早晨散步二十分鐘並做宇宙操。

四、中午飯前休息十五分鐘並做眼睛及手部的按摩。

五、晚餐飯前先以「三段式入浴法」沐浴，並徹底按摩耳朵及腳部。

六、沐浴後平躺休息十五分鐘再吃晚餐；三日做一次敷臉（莊老師大高酵素奈米珍珠面膜）。

七、施行「雞蛋洗頭髮」，以蛋白按摩頭皮，蛋黃洗毛髮。

八、服用「更女寶」，每日二包。

九、生理期時服用「仕女寶」，並調整生理期的生活與飲食方式。

徹底施行體質改善後，不到三個月，身體的狀況有了明顯的改變：

一、精神抖擻，不容易疲勞。

二、全身皮膚恢復光澤亮麗，尤其是臉部皮膚，甚至比年輕時還要光滑！

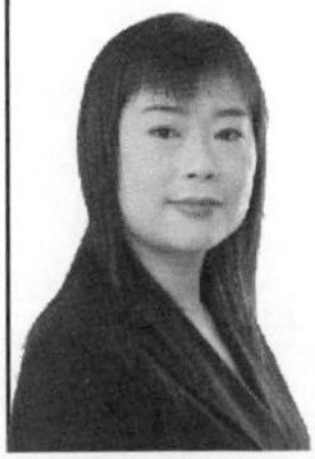

三、頭髮烏黑亮麗，不再掉髮。

四、體重不再上升，並且開始下降。

五、腰圍、腹部、臀部及手臂開始緊縮、變小。

六、樂觀進取、容光煥發，充滿自信！

目前，我還在繼續努力當中，希望一直到閉經、甚至閉經後，我都能輕鬆愉快的渡過，永遠青春、健康又美麗！

頭痛、憂鬱、記憶力減退

林春子

很多人都稱我為「林強」，因為我兼顧了事業及家庭，好勝不服輸的我，從結婚、生子到創業，每一件事都規劃的井然有序，從未失誤過。「分秒必爭」是我的座右銘，常常利用吃飯時順便開主管會議或與廠商接洽，就連坐月子期間，我也自以為是的照常開會、做企劃！

四十五歲那年七月發生了一件令我永生難忘的大事：已經籌備了近八個月的計畫要跟廠商簽約，當我與一級主管抵達簽約會場時，竟然發現沒帶合約書！經過緊急協調後，廠商仍以「懷疑公司的管理能力及合作後的服務品質」而暫時取消了合作。回到公司我大發雷霆，每位主管都被我從頭到腳罵了個透徹，其中二位主管當場引咎辭職。最後竟然發現合約書被我自己鎖在保險庫！竟然是我自己忘記帶合約書！

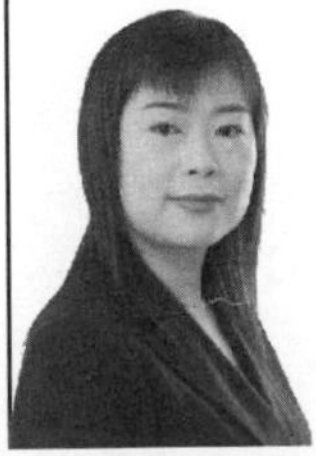

事後，冷靜的回想，才發現不知從什麼時候開始，發生了記憶力減退的現象，而且常常伴隨著失眠、頭痛的症狀，情緒也容易莫名的憂鬱、煩躁。

年輕的時候，無論是廠商、親戚、朋友的容貌及電話，都可以過目不忘，而且一切大大小小的公事與家事，都可以輕鬆處理，甚至不用筆記！然而近年來，連上菜市場都會忘了把買好的蔬果帶回家，時常也會忘記鑰匙放到哪兒？有重要會議或生理期的前一、二夜一定嚴重失眠，而伴隨來的就是頭痛、偏頭痛，而且體力急速衰退，常有力不從心的感覺，連脾氣也變得暴躁而且憂鬱！

痛定思痛後我決定就醫診治，看了腦科及神經科，卻效果不彰！最後我接觸到了廣和，才赫然發現，原來種種的症狀是因為更年期「老化」的現象！透過諮詢，我了解到：更年時期由於女性荷爾蒙驟減，腦細胞的活動率也會逐漸減退，進而影響到記憶力。而荷爾蒙失調，當遇到生理期、壓力大或生活作息不規律時時，就容易發生經常性的失眠、頭痛、焦躁及憂鬱。

要解決我的問題，當務之急就是：改掉以往錯誤的生活作息、今天疲勞今天消除、使體內不產生「脹氣」以及補充「植物性雌激素」：

一、首先要改掉吃飯時開會的習慣，並用「正確的咀嚼法」專心、仔細品嚐食物的美味。

二、清晨散步、做宇宙操。

三、早餐前先施行「消除便祕方」，徹底將腸內毒素及脹氣排除。

四、每二至三個月施行一次「腹內大掃除」。

五、飯前休息，並按摩眼睛及耳朵。

六、戴玉製耳環，以刺激耳下腺及鎮定神經。

七、喝「杭菊茶」，鎮定腦神經，改善頭痛、偏頭痛的症狀。

八、「米酒薑汁泡腳」：每月連續十天，並徹底做腳的運動及按摩。

九、服用「更女寶」，每日二包。

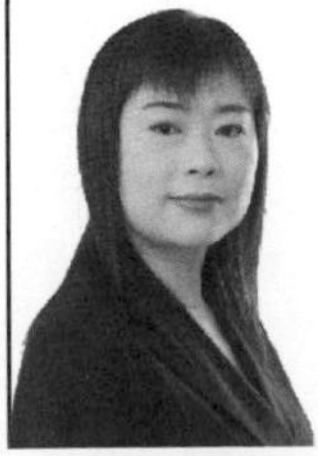

十、生理期間不洗頭、不吃冰，並服用「仕女寶」。

經過半年多的調養後，我果然恢復了以往的雄風，雖然身體的機能比不上年輕時代，但人生的歷練、判斷力反而代償性的提升，而且精力非常旺盛，信心十足，相信不論在家庭或事業上，都能成功的開拓出我的第二春！

骨質疏鬆症

賴秀蘭

我的母親今年七十歲了，有一天她跟平時一樣在澆花的時候，一個不小心被花盆拌到，整個人往前面仆倒，她用左手支撐在地，還好沒有跌倒，只是虛驚一場，但是她的手腕卻感到非常疼痛，於是去找跌打醫生推拿敷藥，過了三天左手腕越來越痛而且紅腫起來，於是我帶她去看醫生，經過診斷才知道母親的腕骨骨折了！大家都很驚訝母親並沒有跌倒，但後果怎麼如此嚴重？

由於我坐月子時吃「廣和月子餐」，是廣和的會員，於是代母親填寫健康問卷表，希望能對母親的健康有所幫助。

透過諮詢了解到：母親之所以會這麼嚴重，就是因為「骨質疏鬆症」。骨骼具有支持身體、保護內臟、造血、調節鈣、磷等功能，為了達到這些功能，人的骨骼不時在汰舊換新，不斷在新陳代謝，因此小孩、青少年時期骨骼會成

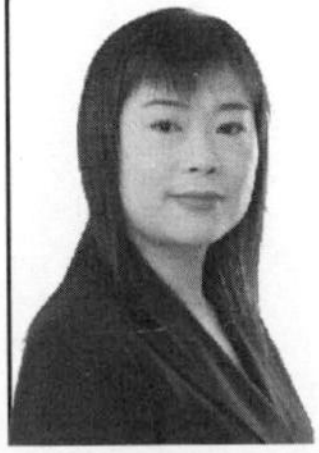

長，但到成年男性約三十五歲，女性約三十歲時，骨骼就停止成長，開始緩慢的流失。

女性到中年雌激素分泌減少、停經，則骨質急速流失。其中比較鬆的骨骼如脊椎骨在停經後十年（約六十歲）就超過骨折臨界線，不知不覺地發生壓迫性骨折（脊椎骨變扁，變小），身高逐漸變矮亦即〝老倒ㄍㄧㄩ〞，並且彎腰駝背。

停經二十年（約七十歲）就連結實的骨骼如大腿骨都變鬆脆，萬一跌倒就容易引起骨折，而中老年人常見的腰酸背痛也和骨質流失有關。

既然是雌激素分泌減少、骨質急速流失，當然要補充安全性高的「植物性雌激素」及「鈣」！然而骨基質95%是『膠原蛋白』，如果膠原蛋白不夠，再多的『鈣』也無法改善，所以，補充足夠的『膠原蛋白』再加足夠的『鈣』，骨質疏鬆的症狀也就改善了。

於是我選擇了「喜寶」及「更女寶」給母親服用，並且提供VCD讓母親學習「一直線走路」及「宇宙操」的運動法，近來，我每次回娘家時，父親及母親都直誇我孝順呢！

廣和對於各項健康領域的貼心服務，真是讓工作忙碌的我受用無窮啊！

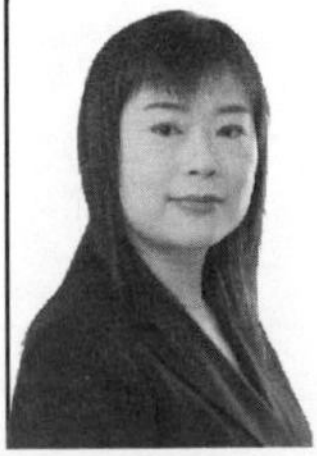

第一篇 揭開「更年期」神秘的面紗

什麼是更年期?

女性一生中有三次改變體質的大機會，即初潮期、產後坐月子期以及更年期，而「更年期」就是由中年踏入老年之際的過渡時期!

更年期（來源於希臘語：梯子的一級），是人體由成熟走向衰老的過渡階段，這是不以人的意志轉移的生理現象，是生命活動規律。衰老是自然界一切生物的共同特徵，表現為生物形態結構與生理功能都在發生退行性變化。對人類而言，更年期則是進入老年階段的前奏曲。

更年期主要表現為人的內分泌功能減退或失調，最突出的是性腺功能的變化。這一變化或輕或重會引起體內一系列平衡失調，使人體的神經系統與精神活動狀況的穩定性減弱，從而導致人體對環境的適應力下降，對各種精神因素和軀體疾患都比較敏感，以致出現情緒波動，感情多變，並可誘發多種疾病！

在我們的祖母輩的女性，由於醫學不像目前發達，大部份女性並不了解什麼是更年期障礙，更惶論就醫求診，在我們的母親輩女性，也不是非常清楚這個症候群。另方面，也由於傳統女性角色的束縛，必須矜持及忍耐，所以大部份的女性也只能默默忍受這一段黑暗時期。

進入廿一世紀的女性，可說是得天獨厚，醫學進步帶動許多有關更年期障礙研究，媒體也廣為傳達這些訊息，而女性獨立自主的覺醒，也讓自己更懂得去關心探索身體的毛病。所以，如果在進入更年期前，對此有足夠的精神準備，有一個清楚的認識，則可在心理上較快地適應更年期機體內環境的調整，此外，如果懂得把握女性最後一次的生理轉機，做好生活及飲食上的健康管理，就可避免或減少各種症狀的發生，平安渡過更年期，順利邁進老年生活！

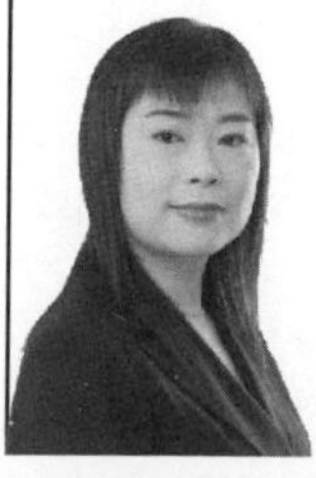

婦女更年期和絕經期是一回事嗎？

從現實當中有不少人認為，更年期就是指絕經期（閉經期），其實這是涵意完全不同的兩個醫學概念。更年期是指婦女從性腺功能衰退開始至完全喪失為止的一個轉變時期；而絕經則僅僅是指月經絕止不行。也就是說，雖然絕經是更年期的明確標誌，但它只是更年期中的一個里程碑，並不包括更年期的全部過程。絕經之前已存在卵巢逐步衰退的階段，一般約二至四年，稱為絕經前期。絕經之後卵巢功能更為低下，但不一定立即完全消失，一般也要經歷二至三年，也有長達六至八年，甚至更長！所以更年期是絕經前期、絕經和絕經後期的總和，因此有學者稱之為「圍絕經期」。圍絕經期可以短至二—三年，或長達八—十二年！

更年期究竟從什麼時候開始，在多數婦女的記憶中是模糊的，調查時多數只能說出何時絕經，往往不記得何時開始有不適，何時症狀消失了。然而，未絕經不等於未進入更年期！為了預防更年期的影響被忽略，以免到了不易處理的地步才求醫問治，醫務人員及婦女保健工作者有必要為四十歲以後的婦女進行宣傳教育和諮詢，普及更年期的自我保護知識，使之掌握何時及向誰求治，全社會都應給予協助，開展一些可行性的普查門診或建立機構，為四十歲後婦女及早診治更年期綜合症。等到絕經後才開始採取保健措施，對很多人來說已經過晚了！

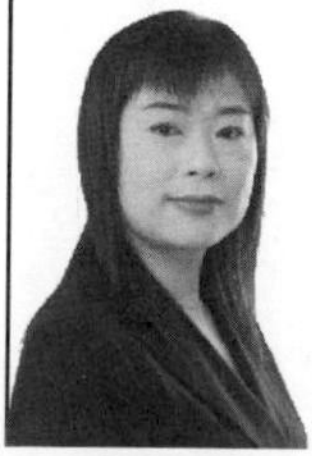

怎樣預測更年期的到來？

女性更年期的先兆或早期症狀比較明顯，可通過下數指標預測更年期：

一、通過家族遺傳進行預測：

由於進入更年期的年齡與遺傳因素有一定的關係，所以，祖母、母親、同胞姐姐出現更年期的年齡可以作為孫女、女兒、妹妹進入更年期年齡的預測指標。但此指標並不是絕對的，易受後天生活條件、環境、氣候、社會因素、藥物、疾病等因素的影響，使更年期提前或延遲。

二、從初潮年齡預測更年期年齡：

多數人觀察確認，月經初潮年齡與更年期年齡是負相關，即初潮年齡愈早，更年期（絕經）年齡愈晚；相反，初潮年齡愈晚，更年期年齡愈早。

三、月經紊亂現象：

月經紊亂為最終絕經前的月經表現形式，常有逐漸發生絕經、間斷性絕經、突發性絕經或月經週期混亂等表現形式。絕經是進入更年期的重要指標之一。

四、更年期的先兆：

婦女進入更年期前一般都有某些症狀，如：平時月經較準，經前也無特殊不適，而突然在某次月經前發生乳房脹痛、情緒不穩定、失眠多夢、頭痛、腹脹、肢體浮腫等經前緊張症候群；另外，出現煩躁、焦慮、多疑等情緒精神方面的改變，也是步入更年期的先兆。

通過以上預測方法和自己身心的具體感受，大多數婦女可以知道自己是否已進入了更年期。

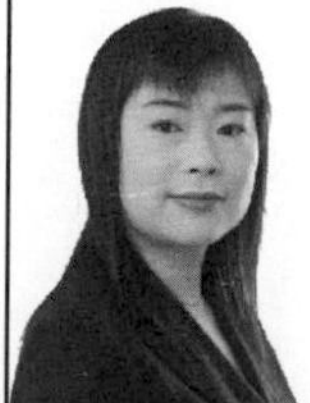

婦女更年期可持續多長時間？

這個問題是很多婦女關心的事情，但事實上更年期的起點及期限並沒有明確的時間標誌，不過一般來說起始點平均在四十至四十五歲左右，而絕經的年齡範圍大約在四十八歲到五十五歲之間。近世紀來，月經初潮的年齡有提早的趨勢，但絕經年齡的改變並不明顯。

營養充足、衛生習慣良好、注重坐月子及生理期的保養者，更年期起始年齡往往推遲；反之，長期營養不良、體重低、生活不規律、嗜煙、酗酒、生活在高原者或不注重坐月子及生理期的保養者，更年期起始年齡往往提前。

絕經年齡的早晚與生活地區的海拔高度、氣候、遺傳、社會及家庭經濟狀況、營養等因素有關。約1%婦女在四十歲前即絕經，可診斷為「過早絕經」或「卵巢早衰」，如果遲至五十五歲後才絕經，可稱為「遲發絕經」。

婦女更年期從什麼年齡開始？

更年期是從性腺功能開始衰退到完全終止之間的轉變期，這一轉變往往會因個體的不同而不同。由於性腺功能從成熟到衰退的轉變期是逐漸發生的，因此很難肯定更年期是什麼時候開始的。但卵巢的內分泌激素減少到一定程度，婦女就不再行經。絕經之前常常有月經不規則的表現，而婦女自然停止行經一年，就是自然絕經。停經一年後又突然來潮，甚至懷孕的情況，雖不能說絕無，但也是僅有的了。

除了因一些疾病的需要而施行手術或放射治療以終止卵巢功能以外，一般在絕經之前就有了更年期的變化，而在絕經之後，一些更年期的症狀還可能持續一段時間。

據統計，百分之九十五的女性於五十歲左右絕經，而農村婦女平均比城市婦女提早二年，一般來說，發生更年期症狀的比例並不隨絕經年齡的不同而有

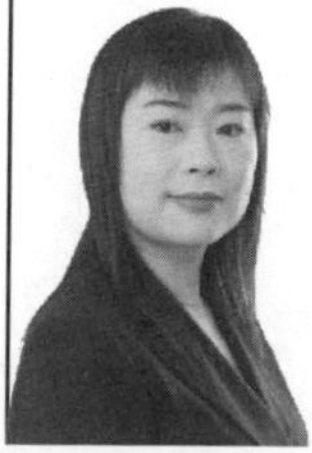

所變化，有人絕經較早沒有不適，有人出現了不適症狀相當一段時期後才完全絕經，根據生理指標的測定，更年期大約在絕經前十年開始，即四十歲左右；絕經後約十年時間，即六十歲左右，卵巢功能才完全消失，人就進入老年期。

沒有月經的婦女也有更年期嗎？

在實際當中有個別婦女從未有月經的出現，或曾一度有過月經，但由於種種原因，未到閉經的年齡就早已閉經，那麼，這些婦女是否也有更年期呢？要想弄清這個問題，首先要了解婦女不行經的原因何在？

原發不行經有真假之分，假性閉經又叫隱性閉經，即卵巢功能正常，保持著週期性活動，子宮內膜也正常，按週期行經，但下生殖道的某部，如子宮頸、陰道或處女膜有先天性缺陷，或後天性損傷，引起閉鎖，致經血不能外流。這樣，從現象上是沒有行經了，但實質上是經血沒有出路，儲存在陰道成為陰道積血，或者經血更多時將子宮腔擴大，成為陰道子宮積血，或者更向上將輸卵管也變成儲存經血的地方，並通過輸卵管流入腹腔。一經檢查發現，將處女膜切開，或將閉鎖的陰道以及子宮頸打開，通向子宮腔，閉經就治癒了。

此外，若因做刮宮手術導致子宮內膜粘黏而閉經者，只要粘黏去除，也會正常

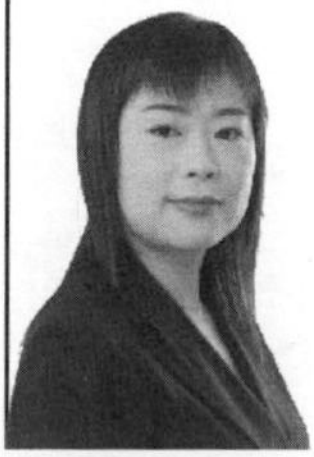

行經。

另一方面，如果子宮缺陷，或子宮內膜對卵巢的內分泌激素不起反應，即使卵巢功能完全正常，也沒有月經。

由於卵巢週期性的運轉，所產生的雌、孕激素仍對其他組織發生影響。當卵巢壽命將終時，也會由於性激素，特別是雌激素的缺乏引起更年期的症狀。

事實上，卵巢完全正常而子宮卻不存在的例子很少見，但由於刮宮多次，損傷了全部子宮內膜，或者子宮腔因損傷或炎症導致全面粘黏而失去有功能的子宮內膜，因而絕經的例子卻不少，這些都屬於後天性子宮性閉經。曾行子宮切除術，但保留一側或雙側卵巢的絕經也屬於這一類。其卵巢可以繼續發揮作用若干年，然後出現更年期。

真性原發性無月經很少見，可由於卵巢沒有發育，不能分泌雌激素而沒有月經和絕經，也不出現更年期綜合症。研究表明婦女必須先能達到生育期的雌激素水平，才會出現雌激素撤退時的急速改變症狀。

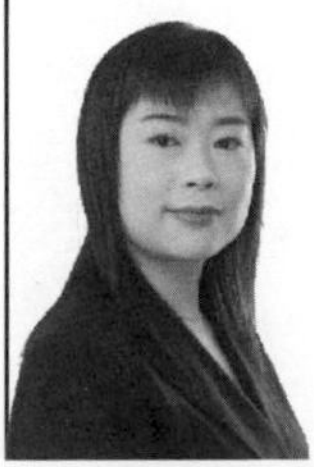

更年期容易發生的症狀

女性在十來歲初經來潮之後，平均二十至三十天就會有一次月經，直到四十—四十五歲左右，才會開始停經，進入更年期。「更年期」定義為女性由正常的卵巢功能逐漸衰退至不具功能的過渡期，這期間由於卵巢分泌的女性荷爾蒙（雌激素）減少，造成內分泌失調，可能引起身體上生理及心理上諸多的不適，對許多女性而言，更年期間的生活會有重大的改變。她們的心情變得沮喪、身上出現潮紅及發熱的不快症狀、皮膚失去了潤澤、陰道壁變乾澀、骨頭因鈣質流失而脆弱易折，而且得心臟病的機率變得和男性一樣高。

更年期障礙的症狀，大部份忍耐幾年，可能適應；但女性荷爾蒙對於婦女是有保護作用的，停經後的婦女女性賀爾蒙減少，骨質會加速的流失，最後造成骨質疏鬆症，另外停經後的女性得到心血管疾病的比例會明顯上昇，這也是女性荷爾蒙停止對心血管保護的結果，所以對更年期障礙不可置之不理。

一、在更年期障礙的症狀：

(一)精神方面：

出現失眠、焦躁、憂鬱等情緒變化，這些症狀，很容易被誤認為「中年危機」或「空巢症」，甚至會被認定是「精神病」，一直服用精神藥物無效後才警覺可能是更年期的問題。

(二)神經血管控制失調：

最明顯的症狀是熱潮紅，突然身體感覺一股躁熱往臉部、頸部、胸部衝，幾秒鐘就消退，隨著有心悸、盜汗，在冬天也得換幾次襯衣，而且這種症狀也可能在睡覺時出現，擾人清夢，影響生活品質。

(三)皮膚及陰道、尿道表皮萎縮：

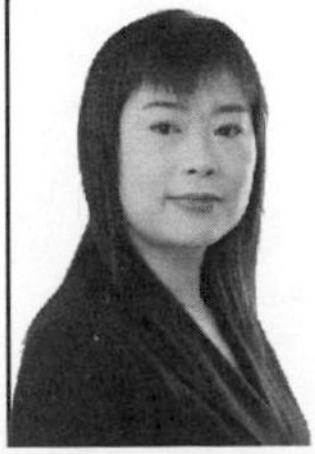

皮下組織及水份減少，失去光澤，這也是婦女朋友最擔心的「青春美麗」不再。另外，陰道表皮萎縮引起退化性陰道炎，容易有陰道癢、刺痛、性交疼痛等現象。尿道表皮萎縮則可以引起無菌性尿道炎及頻尿、尿失禁等症狀。

(四)月經異常：

經期變得很不規則，月經量變成很多或很少，最後終於停經。

以上的症狀常在女性荷爾蒙減少的二至五年間逐漸出現，大部份更年期婦女或多或少有上述幾項或全部症狀。

二、更年期與心血管疾病的關係：

女性更年期後，血中膽固醇及中性脂肪會漸漸增加，因此動脈硬化及心臟血管疾病發生的頻率，也即隨著年齡的增加而上升。此時偶而也會聽到親朋好友中，有人因高血壓控制不良，而發生腦中風導致半身不遂的不幸消息，或有人突然心肌梗塞，急救無效而去逝的惡耗。因此，常會很擔心自己是否也會得到這些可怕的心臟血管疾病。

的確，根據衛生署統計，婦女因腦血管或心臟病死亡的，佔了十大死亡原因的二、三位，其重要性不言而喻。據醫學專家的研究，此乃更年期後卵巢功能急速衰退，女性荷爾蒙(雌激素)分泌缺乏，導致更年期障礙、自律神經失調之故。因而更加速了高血壓、腦中風、心臟缺氧、狹心症、心肌梗塞等心臟血管疾病的發病機會。醫學研究已經証實了兩者之間存在著有密切的相關關係。

有些學者指出，婦女心臟血管疾病之發生率，五十歲以前只有佔男性的一半。五十歲以後即呈緩慢增加的現象。而到了六十歲以後，其發生率即與男性不相上下。另外的研究也顯示，同年齡的女性，停經前與停經後之心臟血管疾

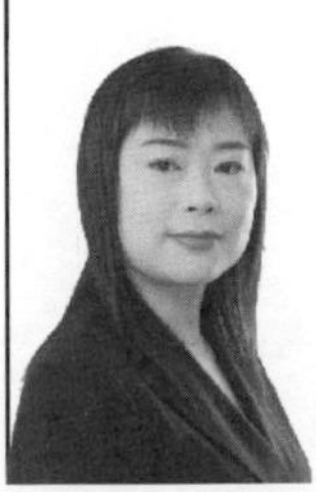

病發生率，前者較低而後者較高。這些研究顯示，五十歲前或是停經前之女性，體內尚有分泌雌激素之故，致使降低了心臟血管疾病的發生率。換言之，卵巢所分泌的雌激素對女性之心臟血管有保護作用。這就是為什麼婦產科醫師常會建議更年期婦女們，不管如何要定時適量的補充雌激素，以預防心臟血管疾病之發生，降低罹病率，減少死亡之威脅，促進身體之健康。

然而，為什麼雌激素這麼神奇呢？竟然有這麼奇妙的功效？最主要是因為雌激素可以：

(一)防止動脈硬化：

婦女停經後，缺乏雌激素會導致血管內膽固醇成分之變化。壞的膽固醇(低密度血脂蛋白)會增加，而好的膽固醇(高密度血脂蛋白)會減少，這是引起更年期後動脈硬化的主要原因，再加上長期運動不足及肥胖或有糖尿病，則更使血管硬化加速，引起高血壓、中風、心臟血流不足，甚至缺氧或造成嚴重的心肌梗塞等心臟血管疾病。因此，給予適量的雌激素，不但可以增加有益之膽固醇，減少有害的膽固醇，防止動脈硬化，降低心臟血管疾病之發生。

(二)促進心臟血流：

根據醫學上研究，雌激素可以改善心臟功能。這和前述之減少動脈硬化亦有異曲同工之效。在心臟超音波血流檢查研究顯示，停經後隨著時間之增加，婦女之心臟收縮功能也隨之衰退，但是在給予雌激素補充後，再做同樣的超音波檢查，卻發現心臟血流已經增加，且收縮功能也有顯著的改善。此證實了長期服用荷爾蒙，可有效的改善及保護心臟功能，對減少心臟缺氧及心肌梗塞有許多的幫助。

(三)減少血管阻力：

雌激素可作用在血管內皮細胞內，使之產生血管鬆弛性荷爾蒙，因而可以

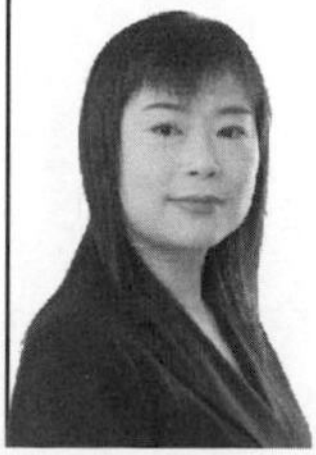

降低末稍血管的阻力，間接地減少高血壓的發生，達到穩定血壓的效果。

(四)降低凝血因子：

停經後凝血因子中之纖維蛋白原及第七因子的增加會使血液之黏稠度上升，很容易形成血栓，若加上高血壓的話，則更易形成腦中風以致半身麻痺。但是長期服用雌激素後，則可降低此兩種凝固因子，使血流暢通，減少血栓之發生。

由上述可知，醫學上長期服用雌激素可保護心臟，也可預防動脈硬化，使更年期後之心臟血管疾病減至最低的程度。

但是，長期單獨使用雌激素恐有造成子宮內膜增生、子宮內膜癌或乳癌之危險。因此，於使用雌激素時必須同時合併使用黃體素，以作為拮抗保持體內荷爾蒙於平衡狀態中，並於每年定期的做乳房、子宮或肝臟功能篩檢，以減少長期補充荷爾蒙之副作用。

三、更年期與骨質疏鬆症的關係：

人口的老化，使更年期問題更顯著而重要。所謂更年期是指女性由生育期到喪失生育能力的一段時期，而停經則指最終月經，是因卵巢停止分泌雌激素所致。台灣婦女的平均停經年齡為五十歲，而目前其平均壽命約八十歲，因此停經後還有三十年時光，亦即人生的三分之一以上是停經後生涯，倘若停經、雌激素降低會構成身體不適的問題，就應該照護醫治，骨質疏鬆症就是其中重要問題之一。

人的骨骼不時在汰舊換新，不斷在新陳代謝，因此小孩、青少年時期骨骼會成長，但到成年男性約三十五歲，女性約三十歲時，骨骼就停止成長，開始緩慢的流失。女性到中年雌激素分泌減少、停經，則骨質急速流失。其中比較

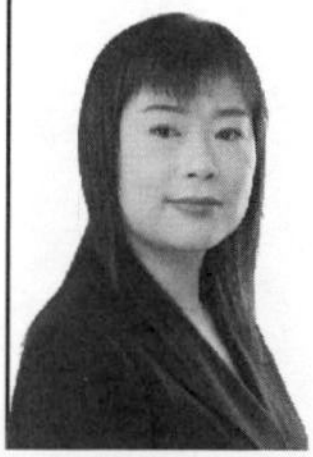

鬆的骨骼如脊椎骨在停經後十年(約六十歲)就超過骨折臨界線，不知不覺地發生壓迫性骨折(脊椎骨變扁，變小)，身高逐漸變矮亦即〝老倒ㄍㄧㄩ〞，並且彎腰駝背。停經二十年(約七十歲)就連結實的骨骼如大腿骨都變鬆脆，萬一跌倒就引起骨折，必需開刀置換人工關節，不但個人受苦、家人受累，更會消耗社會醫療資源，大腿骨骨折更會致命死亡，其死亡率可比乳癌、肺癌等更為嚴重。

骨質疏鬆症女性絕對比男性多，主要就是因為：(1)原本骨骼細小；(2)骨質比男性早開始流失；(3)更因為卵巢喪失功能，停止分泌雌激素，骨質流失明顯加快所致。至於為什麼卵巢到中年(約五十歲)就喪失功能，現代醫學尚不知曉，需待將來研究。

因為已知雌激素的減少會構成骨質流失，目前醫界認為最好的骨質疏鬆的預防方法，應該是使用雌激素補充治療。為了防止骨質疏鬆症引起的骨折，更年期婦女應該攝取適量鈣質、做適當運動，並接受正確的荷爾蒙取代療法。

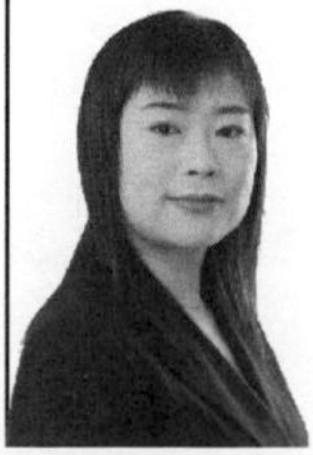

賀爾蒙取代療法(HRT)

近年來，臨床上廣泛建議停經婦女積極採用荷爾蒙補充療法，希望憑藉外來的補充，使體內荷爾蒙回復到停經前的濃度，能夠免除更年期症候群，預防對於心臟血管系統、骨骼和中樞神經系統產生的功能障礙和疾病。有許多使用HRT的方法，如貼片、擦劑、皮下注射、植入法，不過以口服最盛行。

補充女性荷爾蒙（雌激素），由於雌激素會刺激細胞分裂造成子宮內膜過度增生，可能增加子宮內膜癌、靜脈血栓和乳癌的風險，所以有完整子宮者，倘若併用黃體素，可使子宮內膜適度分化、萎縮，免得引發子宮內膜癌。併用黃體素的方式有兩種，一是每個月使用十—十四天的週期性HRT補充法，適合正值更年期或剛停經的婦女；另一則是每天使用低劑量的連續併用法，適合停經一年以上的婦女。

其實治療用的動情素有很多種，包括人工合成的ethinyl estradiol，受孕母馬尿液中提取的共軛型雌激素premarin，人體雌激素17β-estradiol的酯化物，而17β-estradiol是正常女性的生理性雌激素，此三者皆可以提高高密度脂蛋白膽固醇，降低低密度脂蛋白膽固醇，但premarin會明顯增加三酸甘油脂，ethinyl estradiol會增加、而17β-estradiol則輕微增加或甚至減少三酸甘油酯。

在血壓方面，premarin和ethinyl estradiol都會使血壓上升，而17β-estradiol則是稍減少血壓，至於凝血方面，前二者會增加凝血因子，但後者卻沒有這種作用。

每一種雌激素的副作用也不盡相同，在臨床使用上，有的醫生只要病人服用半量即可達到效果，也比較不會引起乳房漲痛的現象，當然其他的副作用也會比較少。

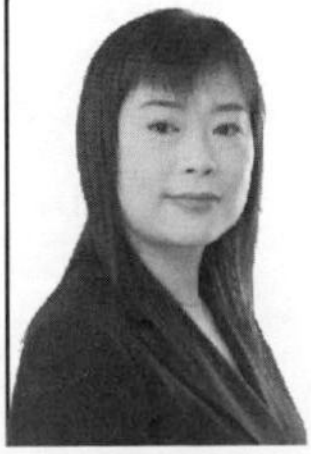

至於黃體素方面，norethindrone與norgestrel是雄激素衍生物，本身即有增加骨質密度的作用，適合重度骨質疏鬆者使用。因具有雄激素活性的藥物，除了會有皮膚出油、長面皰、多毛及男性化等不良反應外，可能還會減弱雌激素對心臟血管的保護作用並降低高密度膽固醇（HDL-C）的濃度。Medroxyprogesterone是黃體素衍生物，不會干擾雌激素對心血管的保護作用，仍能保有升高HDL-C及降低LDL-C濃度的效果，適合具有心血管疾病危險因子的停經婦女使用，但有水腫等類固醇作用。Cyproterone是雄激素的拮抗劑，較不影響血脂，惟口服吸收差，用於HRT的經驗仍不足夠。

近年來，為了提高病患的服藥方便性及順從性，已有雌激素與黃體素結合為一的組合型荷爾蒙補充製劑可供選擇，如activelle、premelle、kliogest等，activelle雌激素的劑量只有其他製劑的一半，所以少有乳房漲痛及子宮不正常出血等副作用，病患接受度高，適合初次接受HRT、有子宮肌瘤、或六十五歲以上體內長期缺乏雌激素的停經婦女使用。premelle及kliogest是一般劑量的HRT，適合非高齡且肝臟及心血管功能都正常的停經婦女使用。

Divina為二階段雌性激素及黃體素製劑，在每個循環療程中加入十天黃體素，可保護子宮內膜，對大部份的病人可引起子宮內膜有規律的剝落，剛開始使用的前幾個月，可能發生出血或點狀出血，通常這些現象都是短暫的。

有些婦女對於HRT會產生適應不良的反應，例如陰道出血，乳房漲痛、下腹漲痛、或是體重增加。而子宮內膜萎縮是服用HRT常見的出血原因，一般只出現在接受連續型荷爾蒙補充療法的婦女，出血屬於正常的生理反應，只要繼續服用，三到六個月內出血自動會停止，沒有按時服藥也是出血的一大致因。

一些藥物如廣效性的抗生素，會改變腸胃道正常存在的菌落，這些抗生素造成的改變，足以影響口服荷爾蒙藥的消化與吸收，其他如抗黴菌藥

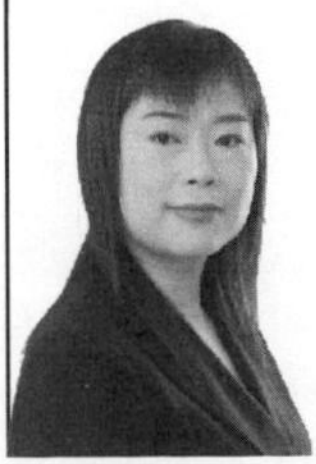

griseofulvin，抗結核菌藥rifampicin，抗癲癇藥carbamazepine等，會干擾到雌激素的代謝、吸收，如果同時合併也可能會造成不規則的出血。

病患用藥指導方面，使用組合型荷爾蒙製劑之前，須先確定未懷孕，盒內錠劑總數為二十一粒者，整盒服完後須停藥一週，月經可能會在停藥的第二至三天內到來，持續治療三個月之後，更年期症候群應能有所改善。盒內錠劑總數為二十八粒者，整盒服完後，不須停藥，立即服用下一盒，持續用藥一年後，點狀出血或不正常出血的現象將不復見。

口服製劑因為會在肝臟進行首度效應，所以嚴重肝功能受損者禁止服用，有乳癌病史，子宮內膜癌病史，急性栓塞或血栓等血管疾病，空腹三酸甘油酯大於五百mg/dl者應避免使用。對有高血壓、偏頭痛、缺血性心臟疾病的病患也要加以注意。

沒有更年期症狀的婦女不須使用HRT，目前正接受荷爾蒙治療的婦女切莫驚恐，更不要貿然停藥，可能會有出血的現象，應和醫師討論。荷爾蒙補充療法仍是短期治療婦女更年期症狀最有效的方法，也可以預防骨質疏鬆，減少得到大腸癌的機會，但若病患使用時間超過五年，則需考量其他危險因子；如為乳癌或心血管疾病高危險群者，服用荷爾蒙期間，也要每年做評估，包括荷爾蒙的濃度與劑量調整。

針對美國國家衛生研究院的研究，我們應該加以重視，但不應全盤否定荷爾蒙補充療法，惟有持續使用才能產生正面的效益，在長期用藥的前提下，醫病之間的良性互動關係非常重要，病患要能夠主動告知疾病的變化及藥物反應，HRT的用藥，是依據病患的特質及臨床反應逐步調整，絕非一成不變！讓醫師據以調整用藥，方能達到增進絕經後生活品質的最終目標。

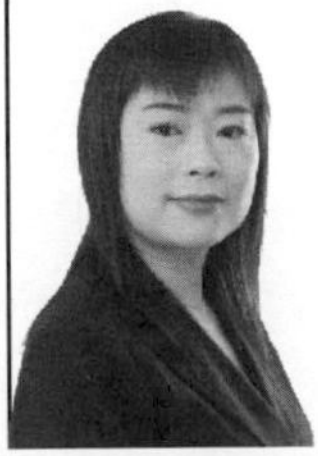

第二篇 有效、無副作用的更年期食療法

使用HRT療法，除了容易產生副作用外，使用的量與疾病的風險性也很有關係，為降低HRT的副作用，減量HRT已是目前趨勢。

近來，生物科技的進步，許多證實對更年期障礙有明顯改善效果的天然元素，已經成功的被研發出來，此一成果，不僅造福了無數正處於更年期綜合症的苦難婦女，對於即將步入更年期的女性，也能達到預防的效果，甚至絕經後的婦女，也能因此而更加健康，回復青春！

一、大豆異黃酮

大豆異黃酮是一種萃取自大豆中純天然成分，由於它具有和人體女性賀爾蒙類似之結構及特性，故又稱為植物性雌激素，植物性雌激素是溫和型態的女性賀爾蒙，可產生女性賀爾蒙的功能，可以改善更年期女性的症狀，又不會像賀爾蒙取代療法(HRT)會有一些副作用，是一天然又安全的素材。

大豆異黃酮的臨床功能：

一、有效改善女性更年期症狀

以前以賀爾蒙取代療法來改善更年期症狀，但是發現賀爾蒙療法卻也會提升乳癌的罹患機會，大豆異黃酮具有植物性雌激素的作用，卻沒有致癌的危險，因此可以有效且安全地改善更年期症狀。

二、預防骨質疏鬆症

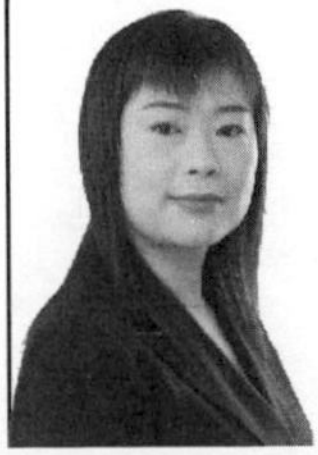

大豆異黃酮能活化成骨細胞，使血鈣能進入骨頭形成骨鈣質；大豆異黃酮也可以抑制噬骨細胞的作用，防止骨鈣質流失回血液，因此能維持骨質密度，有效預防骨質疏鬆症。

三、降低血膽固醇、預防心血管疾病

大豆異黃酮能降低血液中LDL（低密度脂蛋白）的含量，增加HDL（高密度脂蛋白）的含量，加速膽固醇的代謝，使血液中的總膽固醇量減少，預防心血管疾病的產生。

四、抗自由基作用、預防老化

生活環境中存在大量的自由基，如輻射線、化學染劑、工作壓力等，自由基會攻擊身體造成傷害。大豆異黃酮也是一種優良的抗氧化物質，可保護人體免受自由基的攻擊，預防疾病及老化的產生。

大豆異黃酮與癌症之關係：

大豆異黃酮係一種植物色素，其含量約為大豆的0.2~0.4%，尤其在胚軸(Hypocotyl)的含量最高，可達2.4%。通常大豆及黑豆等豆科類含有豐富的異黃酮類，但菜豆(Kidney bean)則不然。雖有12種結構不同的異黃酮(如Genisten, Daidzein, Glycitein等)，而以Genisten為大豆所含的主要異黃酮。其作用(生理機能)類似女性動情激素(Estrogen)而另稱為植物性雌激素(Phytoestrogen)。Phytoestrogen與Estrogen比較，其效應甚低，約為1/100~1/1000，故稱為Weak estrogen，然而卻具有抗Estrogen(Antiestrogen)的效應。

大豆異黃酮的抗Estrogen效應(即Anti-carcinogen，抗癌效應)，確實使人興奮，除了乳癌以外，對於廣泛的癌症亦奏效。大豆所含的主要異黃酮，稱為Genistein，係為抗癌的有效武器，已有200篇以上的研究報導，諸如乳癌、結腸癌、肺癌、前列腺癌、皮膚癌以及白血病等的預防功效。

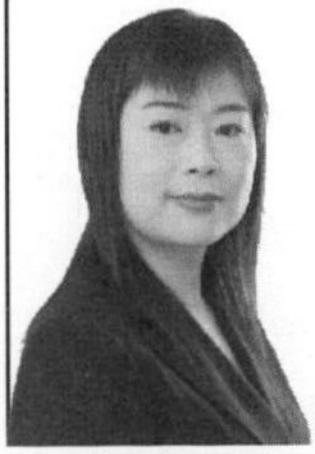

通常腫瘤(Oncogenes)會產生酵素(Enzyme)以促進形成癌細胞，例如酪胺酸酵素(Tyrosine protein kinase)，係促進癌細胞的關鍵因素。Genistein係為強有力的酪胺酸酵素抑制物質(Inhibitor)，同時又可以抑制細胞的生長，又可以轉換癌細胞為正常的細胞。Genistein可抑制血管正常細胞被氧化破壞而引起癌症。美國癌症專家認為Genistein為革新的絕佳抗癌劑外，利用動情激素療法，及攝取Estrogen以大幅降低心血管疾病罹患率，但相反的卻增加乳癌罹患率的副作用。若攝食另一種Estrogen，叫做phytoestrogen(植物動情激素)就可以降低乳癌機率而沒有上述副作用。

據報導，攝食大豆食品的主要國家人口，其癌症罹患率顯然比不攝取大豆產品的美國為低。在日本其罹患死亡率大約為美國的四分之一，在中國則約為五分之一，在韓國約為十分之一。另外，罹患前列腺癌(攝護腺癌)方面，美國人口亦比這些國家為高。如此，得悉大豆異黃酮在防癌上的獨特貢獻。

大豆異黃酮與心血管循環器官疾病之關係：

心血管疾病顯然與食物具有密切的相關係，而人類亦得悉某些食物具有這種疾病的預防效果。通常認為飽和脂肪及高膽固醇食物的攝取，容易引起心血管疾病，而大豆蛋白或其食品可協助降低血清膽固醇含量而利於預防心臟疾病。亦即公認由於過量的飽和脂肪或膽固醇蓄積在血管內，容易引起高血壓、高血脂症、動脈硬化等心血管疾病，它為一種寧靜疾病(Silent disease)，係為人類死亡的重要元凶之一，尤須在意關照，應予以警惕！

膽固醇(cholesterol)僅存於動物食品中，卻不存在於植物食品，因此，動物性膳食甚易影響人體血液的膽固醇或三酸甘油酯含量而導致有關心臟疾病。

大豆蛋白含有豐富的胺基酸，諸如甘胺酸(Glycine)及精胺酸(Arginine)，可降低血清胰島素(Insulin)的層次，使肝臟製造較少膽固醇。通常植物食品的甘胺酸及精胺酸含量較高，以致素食者罹患心臟疾病者較少。

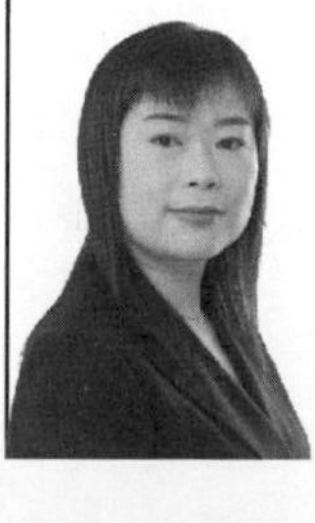

動物蛋白的甘胺酸及精胺酸含量較低而離胺酸(Lysine)較高。離胺酸易提升胰島素層次而促進膽固醇的生成，因此，攝取離胺酸較高的動物蛋白，較易提升血清膽固醇含量，而成為導致心臟疾病原因之一；攝取植物蛋白（如大豆蛋白），有助於降低血清膽固醇，而可預防心臟疾病。

大豆所含成份，除了大豆蛋白以外，尚有其他成份，諸如，多元不飽和脂肪酸、單元不飽和脂肪酸、大豆卵磷脂(Soy Lecithin)，大豆皂素(Saponins)、大豆固醇(Soy sterols)、大豆異黃酮(Soy Isoflavones)、大豆纖維(Soy fiber)等，均具有降低血清膽固醇含量的卓越效果。

據John R. Crouse博士(Wake Forest University, North Carolina, U.S.A.)在美國心臟學會報導，含有異黃酮的大豆蛋白飲料可降低血清總膽固醇、LDL膽固醇及三酸甘油酯等含量，然而將大豆蛋白所含的異黃酮去除，則無上述效果，而認為大豆蛋白的抑制膽固醇活性成份在於異黃酮。異黃酮的含量愈高，其降低總膽固醇及LDL膽固醇的效應亦愈好，並繼續在探討其相關作用，係提倡暗示異黃酮（並非大豆蛋白）才是降低膽固醇的關鍵因素，由此得悉異黃酮的另一個生理機能。

另外，據日本，京都大學及東亞大學的臨床研究，對於四十至六十歲的日本女性，予以觀察結果，經每日服用約四十mg異黃酮，連續四星期後，其血壓及血清膽固醇量均顯著降低。尤其對於高血壓、高血脂症、高膽固醇罹患者，亦具有相當的效果，以求證異黃酮對心血管循環器官疾病的抑制效應。

大豆異黃酮與骨質疏鬆症之關係：

通常女性在其更年期以後，女性動情激素(Estrogen)急速減少，以致產生更年期障礙、骨質疏鬆、腦中風、心肌梗塞等疾病。尤其骨質疏鬆症與女性動情激素的減少具有密切的關係，經醫學調查得悉：補充植物女性動情激素

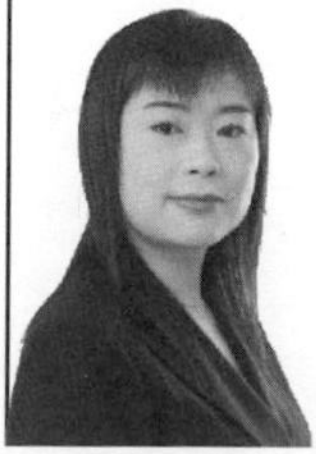

(phytoestrogen)可確保骨量、骨密度，進而預防骨質疏鬆症。

人體骨骼也與其他細胞一樣不斷進行新陳代謝，若骨骼代謝平衡被破壞，則骨量會逐漸減少而形成骨質疏鬆，尤其女性原來的骨骼量就較少，加上停經後具有抑制骨骼量流失（即鈣質流失）機能的Estrogen分泌急速減少，以致易罹患骨質疏鬆症（停經後十年當中，其骨骼量損耗百分之十五至百分之五十）。對於年紀較大的成人場合，隨年紀增加而其骨密度逐漸降低而易引起骨折及骨質疏鬆，除了補充鈣質以外，預防鈣質的流失，乃為最關鍵措施。（通常女性骨質疏鬆症罹患率約為男性的三倍）。

大豆異黃酮具有抗氧化性及抗菌性，類似女性動情激素，將成為以骨骼代謝調節與抑制骨量流失為訴求的新觀念措施物質。

通常為確保良好的骨密度，建議婦女每日攝取四十mg的異黃酮，據報導，日本人經常攝食大豆有關食品，其大豆異黃酮平均的攝取量為十八mg/日，仍與參考量相差較大，尚須再補充約二十mg為宜，日本厚生省對於骨質疏鬆症的預防宣導相當賣力，其骨質疏鬆症相關預防醫療費已達一兆三千億日圓（一九九七年），可知其關心的程度。

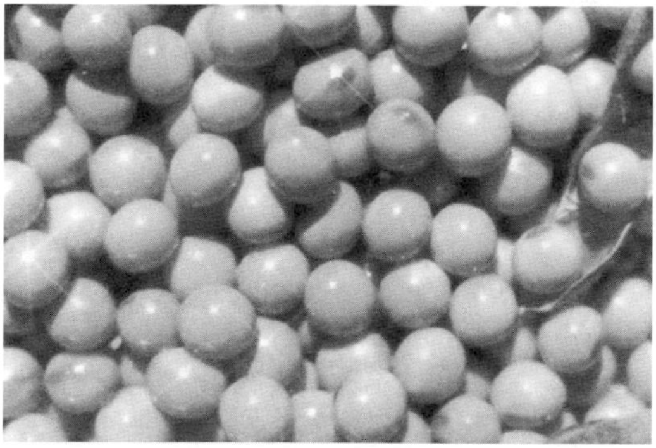

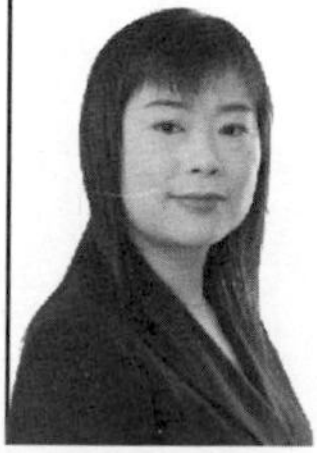

二、谷維素(米胚芽抽出物)

谷維素是什麼?

一九五四年金子與土屋兩氏，從米糠油成功的分離出熔點137.5~138℃的無色結晶物質。兩氏鑑於這種物質是首先由米糠油分離出來的，於是取自稻的學名Oryza sativa L，以及其分子鏈具有OH基，便命名為γ-Oryzanol。經過後來的研究，辨認出γ-Oryzanol是阿魏酸〈Ferulic acid〉和三烯乙醇脂〈triterpene alchol estel〉的混合物。而乙醇部分便有環阿屯醇〈cyclo altenol〉，24-亞甲環阿屯醇〈24-methylene cyclo altenol〉，菜子固醇〈campe sterol〉，β-谷甾醇〈β-sitosterol〉，等約有十種物質存在的報告。

谷維素的功能及安全性方面，直到目前也有眾多報告被提出。量產化的技術方面，也已確定了工業標準，並在醫藥品、健康食品、食品添加物等領域裡，或者作為動物生長促進劑，正被廣泛的應用著。

谷維素的藥理作用：

賦活間腦的視床下部，改善自主神經系及內分泌系統的失調。

一、經動物實驗結果顯示：

a. 摘出卵巢的小白鼠，投藥後有發情現象。

b. 對大鼠間腦之「去甲腎上腺素」〈noradrenaline〉的代謝迴轉有抑制傾向，顯示具有「去甲腎上腺素」含量的增多作用。

c. 對大鼠緊張狀態引起的胃潰瘍，或消化管運動亢進有抑制作用。

d. 使用胰島素〈insulin〉及2-脫氧右旋糖〈2-Deoxy-D-glcose〉，去刺激大鼠的迷走神經，而引發胃液分泌的亢進具有抑制作用。

e. 改善了誘發實驗性鞭打症的兔子，睡眠覺醒週期的異常。

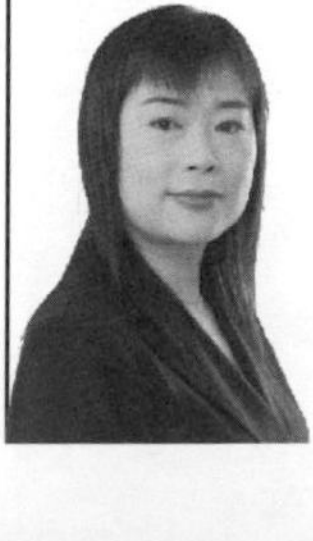

f. 大劑量投與的實驗顯示谷維素具有一定的降血脂作用。採用以高脂飼料餵養的高血脂症大鼠，觀察谷維素對其血脂的影響，結果明顯降低高血脂症大鼠血清中的膽固醇、三酸甘油脂、低密度脂蛋白含量，同時使高密度脂蛋白含量水準明顯升高。並呈劑量依賴性。

二、對人體進行包括雙盲測試法的臨床實驗結果亦顯示：對自主神經失調症具有確效。有效比率如下：

a. 更年期障礙：68.6%　83/121

b. 胃腸神經症、咽喉頭神經症：50.4%　341/676

c. 頭部頸部損傷：74.4%　392/525

d. 高血脂症：80%有改善

谷維素的作用機制：

主要為阻礙膽固醇在消化管的吸收，並有阻礙膽固醇的合成，及膽固醇的異化排泄促進作用，藉此降低體內血清膽固醇的含量。另有抑制間腦之「去甲腎上腺素」的代謝，以提高「去甲腎上腺素」含量的作用。

谷維素的適應症：

a. 更年期障礙〈頭痛、關節痛、肩頭僵硬、腰痛、疲勞感、倦怠感、四肢麻痺感、灼熱感、顏面潮紅、心悸、眩暈、噁心、失眠、耳鳴、肝斑等。〉

b. 頭頸部損傷引致的諸症狀的改善〈頭痛、頭重、眩暈、四肢麻痺感、易疲勞感、頸部、腰部、背部、肩胛骨的緊張感及疼痛。〉

c. 頭部外傷後遺症：起立性調節障礙，胃腸障礙、咽喉頭不適感。

d. 自主神經失調諸症的改善：頭痛、頭重、易疲勞、肩部僵硬、眩暈、胃腸障礙、眼睛疲勞、失眠、四肢冷感、口渴、夜間頻尿。

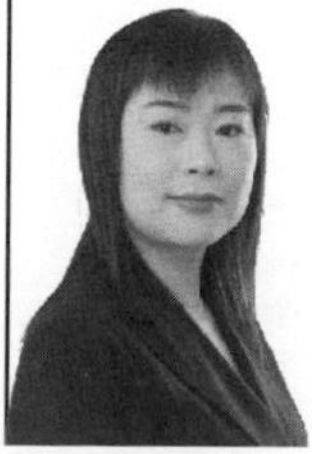

e.高血脂症：降低血清膽固醇、三酸甘油脂、低密度脂蛋白。

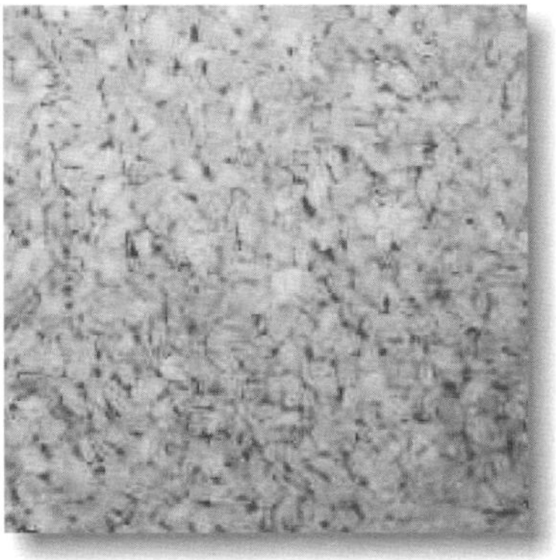

三、琉璃苣油

什麼是琉璃苣?

琉璃苣（Borage）屬紫草科，一年生草本植物，喜歡生長在日照充足、排水良好的地方，目前主要分佈在歐洲各地。它的葉子呈橢圓形、全株上下披滿茸毛。莖、葉揉碎後有類似黃瓜的氣味，可開出美麗而純淨的藍色花朵。琉璃苣的種子油則類似月見草，含有豐富的GLA（Gamma-Linolenic Acid,即次亞麻油酸）。GLA 是荷爾蒙「前列腺素PGE1」（好的前列腺素）的先質，它可以減緩生理期所出現的諸多不適症狀，如生理痛、頭痛、腹痛、腰酸、便秘、腸胃不適、疲倦、緊張、胸部腫脹、情緒低落等現象。然而琉璃苣最讓人稱道的就是其20%~27% Gamma linolenic acid（GLA)豐富的含量!大約是月見草的三倍左右!GLA更是人體製造前列腺素的先質，可以幫助人體產生類似荷爾蒙的物質，協助

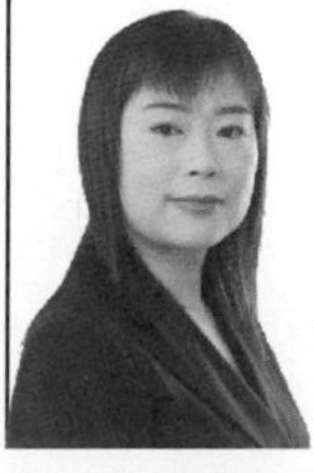

調節荷爾蒙平衡，所以對於舒解經前症候群與更年期障礙的不適症狀有幫助。

更因為PGE1能幫助降低血壓、血膽固醇及預防血小板的不正常聚集，並能刺激免疫系統的T細胞，以維持免疫細胞的正常運作，所以對於更年期之後，因荷爾蒙失調的肥胖、皮膚乾癢有很好的促進新陳代謝效果。

琉璃苣（borage）經科學家研究證明有治療癌症的效果。琉璃苣又名starflower，富含迦瑪亞麻仁油酸（gamma linoleic acid or GLA）成份，這成份有殺死腦癌和前列腺癌細胞的作用，也可阻礙血液細胞的生長，進而阻擋惡性瘤的擴散。

英國研究人員發現，混合使用迦瑪亞麻仁油酸和乳癌藥「塔莫克西芬」（Tamoxifen），會增加病人對癌症藥的反應速度。他們在「國際癌症季刊」發表論文說，混合服用這兩種藥劑的病人，比僅服用「塔莫克西芬」的病人，對藥物的反應較快。根據此一實驗，科學界認為迦瑪亞麻仁油酸配合「塔莫克西芬」，對內分泌敏感的某些形態的乳癌病人應該很有助益。琉璃苣是天然取得迦瑪亞麻仁油酸的極佳來源，它的種子百分之二十四都是這種酸的成份。

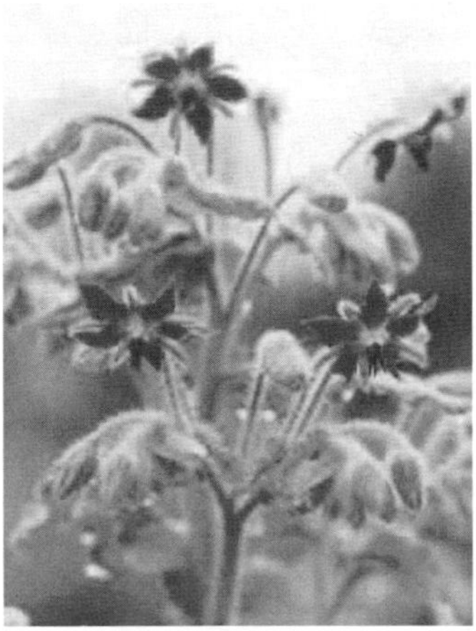

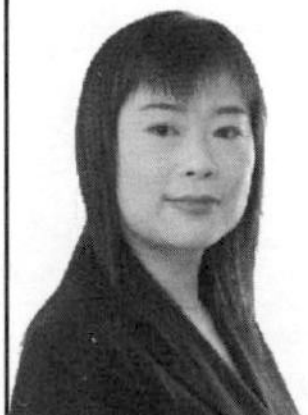

四、膠原蛋白

膠原蛋白（Collagen）是蛋白質中的一種，它是由三條肽鏈擰成螺旋形的纖維狀蛋白質。膠原蛋白是人體內含量最豐富的蛋白質，它富含人體必需的甘氨酸（Glycine）、脯氨酸（Proline）、羥脯氨酸（Hydroxyproline）等氨基酸，約佔人體蛋白質總量的三分之一。

膠原蛋白以膠原纖維的形式存在，他是結締組織重要的結構蛋白質，是皮膚、骨骼、軟骨、肌腱、韌帶、血管的構成材料，是它們的支架，它可以維護、粘合、負重、連接、支撐皮膚、骨骼等組織器官的結構形成，有支撐器官，保護機體的作用。它是皮膚、骨骼、軟骨、肌腱、韌帶、血管等組織形成和再生的關鍵物質。

皮膚成分中有百分之七十是由膠原蛋白組成，皮膚有如一個大套子緊緊包住身體各處，表面積相當大，人體四肢活動時，皮膚中膠原蛋白發揮功能，使皮膚具保護功能，又有適當彈性及堅硬度，表皮的基底膜與真皮中的膠原蛋白緊密結合，基底膜又與真皮緊密結合，真皮呈現波浪狀也使得表皮隨之起伏，手腳能自由彎曲，跳高時具有彈性，主要歸功於膠原蛋白，皮膚老化後會失去彈性，主要也與膠原蛋白有關。

膠原蛋白是維持皮膚與肌肉彈性的主成分，但隨著年齡增加，皮膚與肌肉中的水分會減少，這是老化的開始，此時，膠原蛋白纖維開始變為細小，彈性蛋白之彈性也會減低，原先真皮中膠原蛋白與彈性蛋白交互構成有規則的網目結構會逐漸崩解，最後導致皺紋、皮膚鬆弛、晦暗、班點、粗糙，所以補充膠原蛋白對於皮膚有非常大的療效。

膠原蛋白(Collagen)與肌膚的美麗嬌嫩、富有彈性息息相關，年輕、健康良好的肌膚具有豐富的膠原蛋白，二十~二十五歲以後，肌膚的膠原蛋白逐漸耗

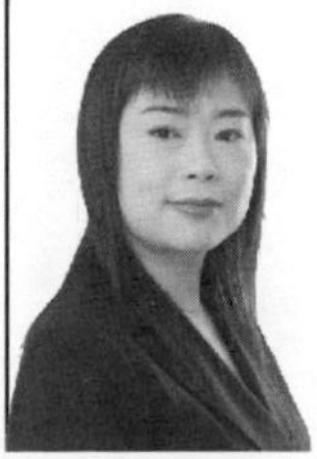

損，失去光滑及彈性，就好像彈簧床內的彈簧衰減，床會出現下陷一樣。若能適時補充膠原蛋白，有助於恢復皮膚彈力與光澤，永保青春美貌。

更年期婦女更需要『膠原蛋白』供給身體調適所需各種原料，包括生理上的轉變、體質的變化…都需要足夠的『膠原蛋白』提供給各器官維持正常活性及彈性，並使處於『更年期婦女』能輕鬆面對骨質疏鬆症。

對於掉頭髮的現象，足夠的『膠原蛋白』也能使頭髮髮根毛囊有足夠抓力，頭髮自然不掉了，而且具保濕效果，能使頭髮保持烏黑柔亮！

骨基質百分之九十五是『膠原蛋白』；如果膠原蛋白不夠，再多的『鈣』也無法改善。足夠的『膠原蛋白』再加足夠的『鈣』，骨質疏鬆的症狀也就改善了。

目前膠原蛋白來源，有人工合成的胜肽鏈或以大豆蛋白合成之膠原蛋白以及由動物皮下組織所取得之膠原蛋白，其中人工合成或以大豆蛋白合成之膠原蛋白結構較為鬆散，容易被受破壞分解而失去螺旋纖維型式，並不具有膠原蛋白的特性。天然動物性來源的膠原蛋白組成結構較為堅實，消化吸收也不佳，利用率也很低，但如果以加工磨細處理後，將是最為適合的膠原蛋白來源。

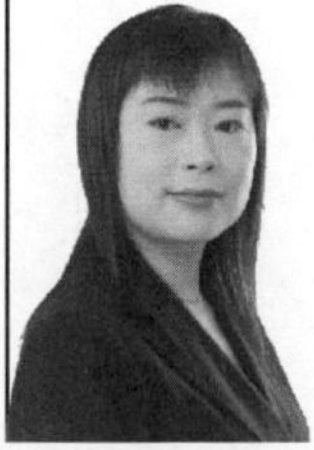

五、珍珠鈣

人在過了30歲以後，鈣質流失的速率漸漸會大於鈣質吸收的速率，女性過了更年期，由於體內雌激素含量降低，使得成骨細胞吸收血鈣形成骨鈣質的速率減慢，而噬骨細胞又不斷將骨鈣釋出，因此鈣質流失的狀況會更加明顯，此時也應該注意鈣質的攝取。珍珠含大量天然鈣質、多種胺基酸及牛磺酸等珍貴營養元素，從珍珠層中萃取之天然珍珠鈣，容易為人體所吸收，可補充人體所需之鈣質。

◎作用：

a. 維持骨骼完整與健康的牙齒。
b. 調節神經興奮性，特別是遭受刺激時的傳達功能。
c. 影響肌肉收縮與血液凝集。

d. 維持規則性的心臟跳動。

e. 緩和失眠症方面也有些效用。

f. 幫助體內鐵的代謝作用。

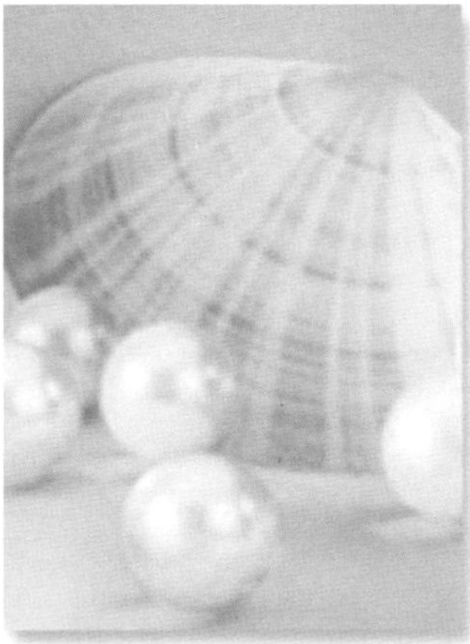

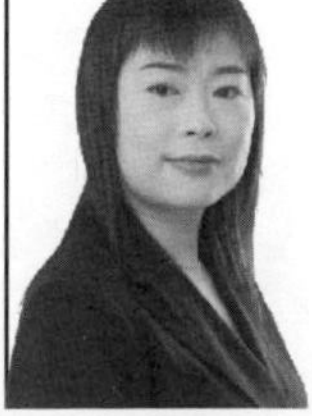

六、薏仁

薏仁在中國醫藥典籍中敍述：性溫和、養陰益胃、潤肺止咳、清熱解暑、清心安眠。在現代醫學的研究結果發現有降低血糖、促進胰島細胞功能、降低血壓，改善擾人的便祕現象、防癌。

薏仁應用於更年期婦女的功效有：

◎改善皮膚粗糙、美容。

◎改善身體腫脹、便祕、腰痛、心煩氣躁、口乾舌燥、水份滯留的現象（水腫：水腫在頭部就會頭痛、煩躁，水腫在下半身的就會腳腫，水腫在腸子的就會拉肚子，所以，利用薏仁的利水功能，可減輕不適）。

◎止痛。

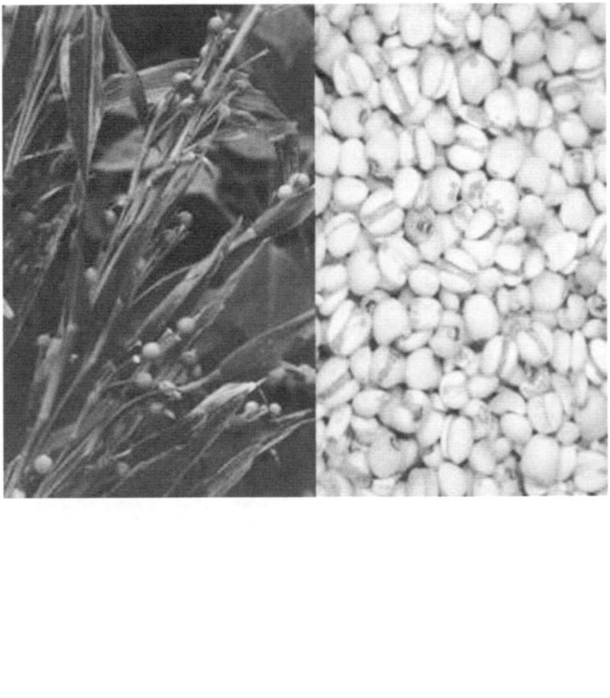

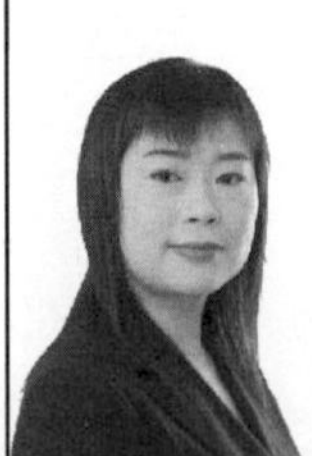

七、山藥

山藥，又名淮山。在中國醫藥典籍中敍述：性溫味甘，養陰補氣，具有健脾、補肺、固腎、益精的功效。在現代醫學的臨床研究發現有改善糖尿病、高血壓、貧血、止瀉、祛痰、補脾胃、益腎氣、補虛勞、抗腫瘤及提高免疫力、防止老化等。

山藥應用於更年期婦女的功效有：

◎改善失眠及熱潮紅症狀。

◎更年期婦女易胃腸功能紊亂、腹瀉、腹脹、便秘等，宜常吃健脾胃的食物。

◎富含植物性荷爾蒙，可補充人體的荷爾蒙。

◎改善骨質疏鬆症、更年期症候群及經期不順等困擾。

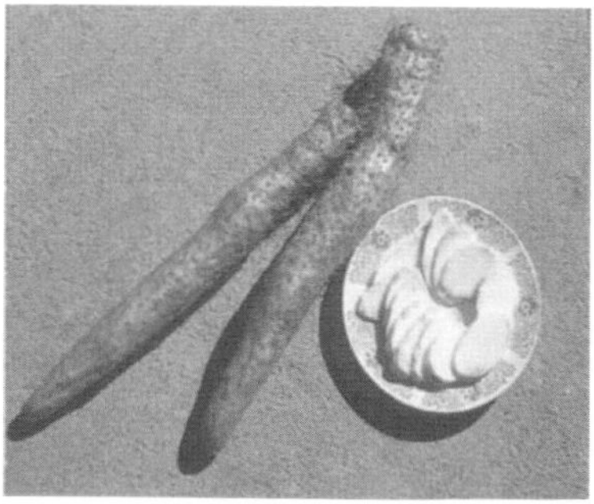

八、莊老師更女寶

「莊老師更女寶」是廣和集團專為更年期的婦女設計出的天然食品，內含多種營養成分，經過科學配製及生物科技技術研發而成，每盒40包、為20天量，粉末狀，添加香草口味，方便攜帶，為更年期婦女最佳之天然養生食品。

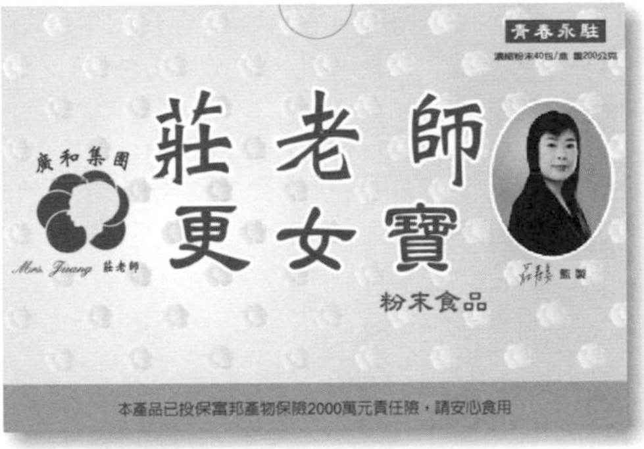

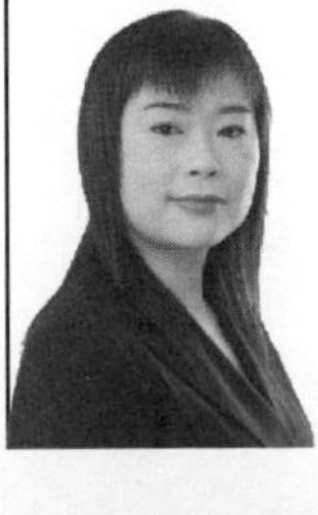

第三篇 自我健康管理——更年期的生活與飲食

體型別的飲食與生活

身體的形狀，除了讓人欣賞體態之優雅與否外，還是表示是否健康的最佳參考。

一樣米吃出百種人，每個人的體型與健康相同，都是要由自己負責，由於每個人的生活作息、運動次數、飲食方式各異，自然產生了不同的結果，依照莊博士的標準，人的體型可分為正常體型、駝背體型、上腹（胃腰）突出型、下腹突出型四種。

具有正常體型的人無論在體態及健康上都不需要去煩惱，反而不正常體型的人要改善體型，非得注意生活和飲食方式不可，當然，這不是一蹴可及，需要長時間的改善才有效果，其中毅力是非常重要的。

坊間各大減肥中心林立，有些誇大其辭給予消費者過滿的盼望，違背了職業道德，希望有心改善體型的朋友，一定要認清自己的體型是屬於哪一種，才能做有效的調整，而生活及飲食習慣的改良是最節省、便利的方式。

一、體型的自我診斷

在自我健康管理法中，體型的自我診斷十分重要，各人的體型因各人的飲食習慣而有所不同，在中國傳統食補觀念中，食物各有一利一害，每一種食物因為吃的人健康狀況不同而產生不一樣的效果，有的人吃出健康，有的人卻吃出毛病。

譬如說，為了消除疲勞，胖子適合吃檸檬加醋等食物，可是瘦子就不適合了，反而要吃多脂肪、甜的食物來補充。由此可見，不同的人有不同的方法，萬萬不可以一套放諸四海皆統一的做法去實行。一旦判斷出自己的體型，能瞭

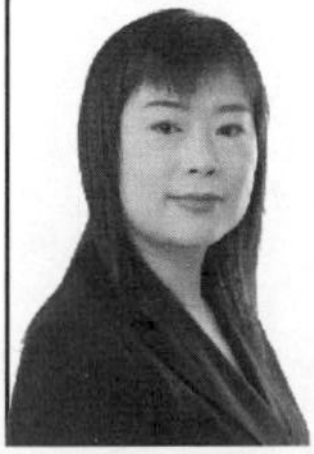

解自己目前健康的情況，預知未來可能會罹患的疾病，事先改良飲食的習慣，相信體型是可以改善的。

二、四種不同的體型

莊博士認為，體型不僅與性格相關，就連氣體滯留體內的部位、易患的疾病、性生活、食物的偏好，菜單都和體型息息相關。其中，尤其是體內的脹氣，一旦滯留在胃、腸內，會壓迫周圍的神經和血，如果體內沒有脹氣，或者以飲食、按摩、體操、生活習慣等方式排除脹氣，則必能預防疾病，保持健康。

所以，莊博士按照體內脹氣容易滯留的部位和腹部突出的情形，將體型分類，現分別敍述如下，提供參考：

1、駝背型

請將你的身體貼靠牆壁，腳跟和臀部、背部及頭部都要緊緊貼著牆壁，如果肩膀無法靠牆，就是駝背型。這種體型的人，肩胛骨較容易長肉，而胸部的肌肉卻很少，肩和背易有凝重的感覺，常有睡眠不夠的現象。

駝背者因為肺的下部受到擠壓，只能以肺的上部呼吸，因此肺活量很小。如果稍受到刺激，就會打亂呼吸的平衡，對外界刺激的抵抗力很弱，不僅容易感冒，眼睛也很容易疲勞。此外，便祕、下痢、肺癌等病罹患的機率相當高。如果是女性的話，生理期間較易罹患感冒。

2、上腹部突出型

上腹部突出型的人肌肉厚，從胸部到胃部開始突出，常被誤認為體型很雄壯，實際是外強中乾型。這種體型的人胃部容易積存脹氣而突出，經常打嗝，

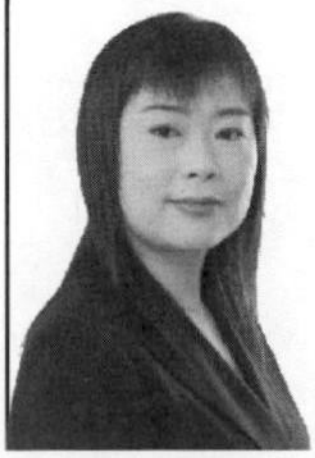

晚上就寢前會有不吃宵夜就無法入眠的習慣，所以常造成胃擴張，吃得太飽，營養太多等現象，運動不夠是此體型者容易感冒的主因。

而胃部容易積存脹氣，所以肺部時常被由下往上壓，呼吸運動相當不順暢，使得在感冒時會出現肩膀痛、頭痛等症狀。

3、下腹部突出型

下腹部突出型的人肌肉少，肚臍以下的下腹突出，整個內臟往下垂，肚腹完全鬆弛。因為平日喝太多水份，嗜食湯泡飯等類食物，又加上營養不夠而形成這種體型。

下腹部突出者極易積存脹氣在下腹內，要多留意手腳等身體末梢部位的冰冷。常罹患的疾病有胃下垂、胃癌等消化系統的疾病。如果是女性的話，易患子宮癌、乳癌、乳腺腫、子宮筋腫等婦科的疾病。

4、標準型

標準型係指沒有以上三種體型的缺點，亦即體內不積存脹氣且體重合乎標準的體型。我們大家追求的就是這種體型，只要繼續維持下去，健康常伴隨您左右。

三、改善體型的飲食方法

正常體型的人，維持平日的生活與飲食習慣即可，現在針對其他三種體型的人提供一些改善體型的食物：

1、駝背型

駝背體型的人，平常是個神經質的人，容易受驚嚇窮緊張，也很容易疲

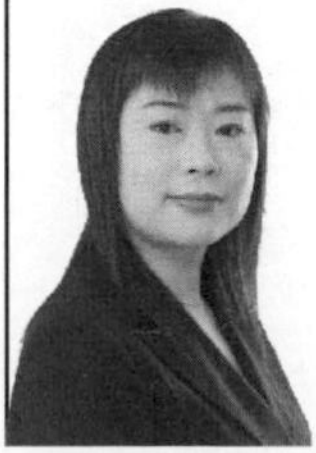

憊。此類型的人應盡量不吃辣的食物，以免神經更加不安定，身心不協調。

由於駝背體型的人有偏食的不良飲食習慣，所以建議您改吃單味飲食，特別是甜、酸、鹹三種味道不要混在一起吃，免得使自己的神經產生混淆的感受。我們知道人的情緒一受干擾，食慾、消化力都會下降，而神經質的人最怕處於不穩定的狀況，倘若消化減低，吸收營養的力量自然也削減，造成體內積存過多的脹氣，如果故意漠視這個問題，體型當然沒有辦法獲得改善。

駝背型的人應排除萬難，盡全力去修飾自己的體姿，以便能改良為正常的體型。反之，會引發各種疾病，特別是呼吸器官系統的前癌症狀。既然此類型的人易神經不穩定，所以在飲食方面不吃刺激性、興奮性的食物，盡量拒絕干擾神經平衡的飲食方法。

【可吃食物】：

毛豆、碗豆、碗豆夾、敏豆、干貝、菠菜、生菜沙拉、綠菜花、貝類、海藻類、綠色蔬菜、鮑魚、蚵、蛤蜊、雞肫、牛豬舌、尾、心、甘藍菜、芽甘藍、蓮藕、蘿蔔、茼蒿、慈菇、植物性油（大豆油、玉米油）及葡萄、楊桃等盛產期水果。

【忌吃食物】：

火腿、香腸、臘肉、豬肝、芥茉、辣椒、青椒、胡椒、薑、辣油、韭菜、蔥類，大蒜、咖啡、糖、煎餅、小甜點、烤焦的麵包、烤魚、烤肉、馬鈴薯片、鍋巴、燒餅等。

其他的菜色，如以糖、醬油和在一起的煮食，醬油熬煮加糖又如鹽、火鍋等的東西切記要忌口，更不可以將冷熱的東西混著吃，食物上可淋些白蘭地或威士忌作調味。

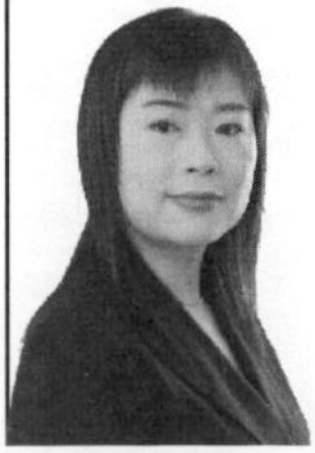

2、上腹部突出型

上腹部突出的人，往往是因為吃東西吃得太多、太快，造成體重過重所致。此類型的人在早、午、晚三餐份量分配上，建議改為早三、午二、晚一的飲食法，絕勿食宵夜，而且需要吃一些較涼性、酸性的食物，可加醋或檸檬等，並使用葵花油、玉米油來刺激新陳代謝。相反地，甜食、油炸食物、刺激性食物、烤的炒的食物都應該避免去吃。

上腹部突出的人，時常有疲勞的感覺，如果想解決這個困擾，以及上腹突出的缺點，希望在晚餐的份量盡量少一點，如果能夠不吃是最好的了。

【可吃食物】：

生魚片、生蘿蔔、瘦肉、牛舌、雞肫、果汁、生拌沙拉、麵、海藻類、筍、蒟蒻、牛蒡、白菜、大芥菜、南瓜、青色番茄、豆腐等及鳳梨、西瓜、檸檬等水果。

【忌吃食物】：

香腸、火腿、燻肉、烤土司、烤魚、烤肉、糖、餅乾、油炸物、牛油、多脂肪的肉炒的菜、芥菜、薑、辣椒、胡椒、咖啡、蔥、大蒜、咖哩、芥茉、鍋巴、煎餅、炒的菜色、炒的豆類等。

3、下腹部突出型

此種體型的人避免吃寒性與酸性食物，這些不但造成內臟下垂，而且也會壓迫到鼠蹊腺，造成下肢神經痛，甚至舉步難行。作菜時可用胡麻油，或以葡萄酒調味，並要少量多餐，水分限一百CC一次量，飯前須休息十至二十分，且平時忌拿六斤以上重物，並須綁腹帶，才會吸收營養，且不會腰酸。並可吃刺激性的東西、脂肪多的魚、肉類和甜食。

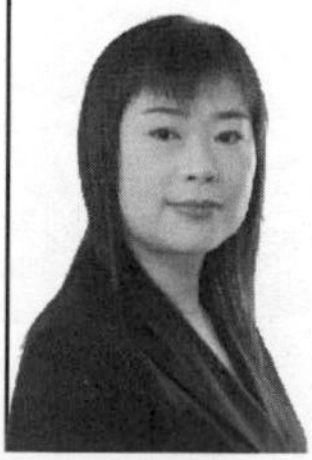

【可吃食物】：

臘味、香腸、火腿、青魚、雞皮、帶皮的肉、牛尾、雞翅、豬腰、牛油、豬油、大蒜、山韭菜、薑、辣椒、芥茉、蔥、咖哩、胡蘿蔔、肝臟、肫等。少量烤的食物、餅乾、糕點在飯後吃，木瓜、桃子、荔枝等水果亦好。

【忌吃食物】：

醋、檸檬、鹹梅、草莓、柑橘、沙拉醬、青番茄、番茄醬、酸乳酪、生蔬菜、生水、生雞蛋、生魚片、紅花油、茶拌飯及麵、海藻類、竹筍、蒟蒻、牛蒡、白菜、醃白菜、酸菜、南瓜、大芥菜、豆腐等。

自我健康診斷（一日四診）

任何人在日常生活中，多多少少都會有在大庭廣眾或三兩好友、家人面前放屁的尷尬經驗，有人說：「管天管地管不了拉屎和放屁。」的確，屁是憋不住的，可是，很少人知道屁和每個人的身體健康有著密不可分的關係。

首先，讓我們先瞭解一下，人為什麼放屁？放屁，表示一個人身體裡面有「氣」，也就是「脹氣」。當我們吃得太飽、睡眠過久或不足、腸胃不適、暴飲暴食…時，都會在體內產生脹氣。

莊博士有一本日文著作《屁—是老化的警報器》，專門探討屁的產生、診斷與消除，其中特別強調人體內一旦有脹氣，會導致內臟運作能力的耗損，破壞整個身體的協調功能，甚至可能使精神緊張、身體痠痛、疲憊不堪，因此如果能夠控制甚至消除脹氣，對個人的健康極有幫助。經過長年的觀察、臨床治療經驗，得出「一日四診法」—壓診與打診（一診）、耳部按摩與眼睛的指診（二診）、

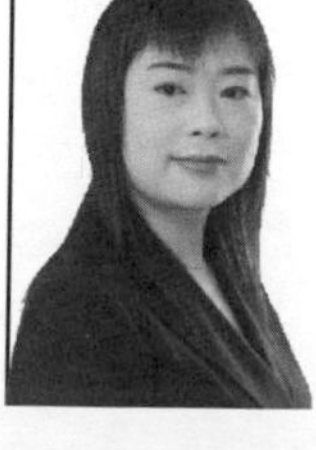

溫診（三診）、頭部及足部的壓診（四診），提供了一套十分簡便的自我診斷方法，協助每個人找出「氣」及其他痠痛與疲勞處，隨時將其消除，使身心時時刻刻保持最佳健康狀態。

一、晨間壓診與打診（一診）

早晨一覺醒來，尚未排出大小便或放屁前，先做壓診與打診，可以查看昨天所吃的食物是否完全消化，今天排泄時有無障礙的生理狀況，確實診斷腸胃內的廢氣，以便提前發覺身體的異常，再實行有效的預防對策。

1、晨間壓診

晨間壓診建議在硬床、較硬的床墊、地板或榻榻米上鋪蓋毛巾仰身躺臥，請參見壓診圖、打診圖。

早晨醒來，尚未排便或放屁先做此診斷法。

1 身體躺平，腰下放置五公分厚的物體，例如將毛巾重疊使身體與床間沒有空隙，雙腿靠攏彎曲，使膝蓋與床面垂直。

2 一隻手掌平貼於上腹部胸骨下方的三角地區，另外一隻手朝上放到背後，與放在上腹部那隻手的末三指互相配合。

3 兩隻手同時由腹背兩側的相對位置施予壓力。注意要掌握好中指的力

壓診的姿勢

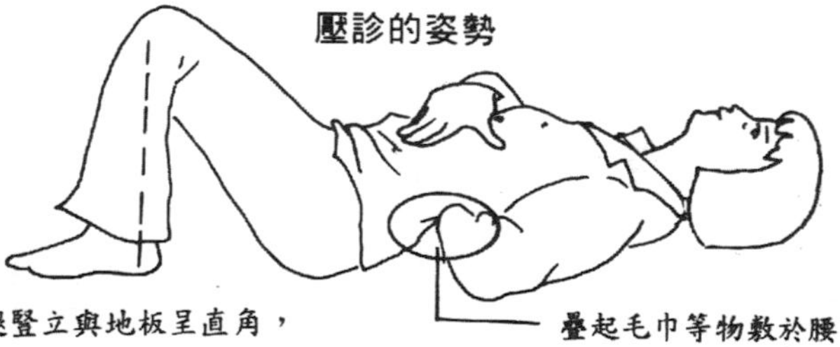

雙腿豎立與地板呈直角，

疊起毛巾等物數於腰下，
並將手掌心朝上置於巾上。

手的姿勢

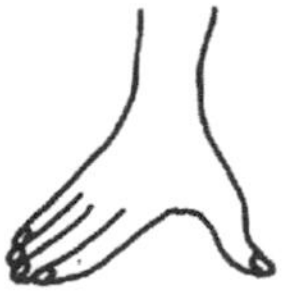

用力伸直指尖，並以指
腹按壓以實行壓診。

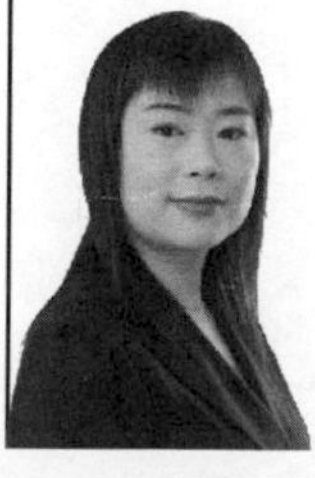

道，並將手指尖彎翹起來，用指腹觸壓肚子，去感覺肚子是否有凝塊或疼痛。在這個步驟務必使雙手配合移動，而且肚子盡量放輕鬆不使力，以求診斷正確。

壓診的部位依序包括心窩、肋骨下方、肚臍、肚臍四周、下腹部，最後指壓整個腹部。

壓診後如果沒有不舒服的感覺或壓迫感，則表示你是健康的。一旦發現有疼痛或不舒服的感覺，再以打診來檢驗。

2、晨間打診

打診與壓診的姿勢大同小異，不同的地方是打診要由皮膚上直接進行效果比較好，利用單手中指指腹按住不舒服的地方，再以另一隻中指指腹敲打先前那一隻手中指的第一關節和第二關節中間部份，聽聽發出的聲音，並比較與其他地方是否不同，如果有積存脹氣則像打鼓的聲音。

壓診時感到疼痛或有壓迫感即表示身體內積存脹氣，這時候必須檢討昨日是否飲食不正常？睡覺前是否吃了宵夜？因為有此現象的人可能是昨天所吃的食物沒有徹底消化，所以會產生疼痛與壓迫感，而打診時會澎澎作響，也表示身體內有脹氣存在，因此利用壓診可以查知身體內是否有脹氣存在。而且利用壓診可以查知身體的異常現象，倘若壓診正常，打診時又沒有聽見任何聲響，則表示消化器官一切正常。

萬一在壓診、打診時發現異常者，建議逐漸將餐食份量比例調整為早餐三（以肉類為主，搭配蔬菜、水果），午餐二（以魚類為主，搭配蔬菜、水果），晚餐一（以少

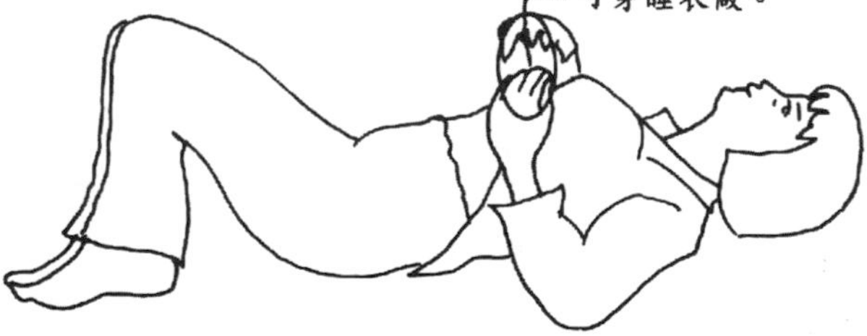

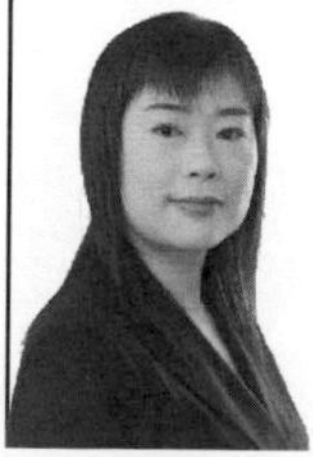

許蔬菜、水果搭配以七杯蘿蔔汁和一杯米去蒸的粥—「蒸粥」即可），而且在睡覺前三小時禁止再食用任何食物。這種逐漸調整餐量的行動必須持之以恆，循序漸進。

二、午間耳部按摩及眼睛指壓（二診）

在一天當中，只有午間頭腦最清晰，也是用腦最好的時刻，如果在午餐前做耳部按摩與眼睛的指壓，可以暢通身體內的積氣，也可消除緊張和疲勞，然後再食用午餐，必能使午後精神百倍，創意不斷。

1、耳部按摩

耳朵是各器官神經集中的地方，耳部按摩可以消除神經的疲勞與精神的壓力與緊張，也可以暢通體內的脹氣，協助腸胃的蠕動，促進消化的功能。

按摩耳朵時，要舌頂上顎，緊閉雙唇與雙眼，努力咬著牙關來做，如耳部按摩圖內的A、B、C的部位，用拇指、食指，中指把各部位依壓、揉、拉的順序重覆按摩。

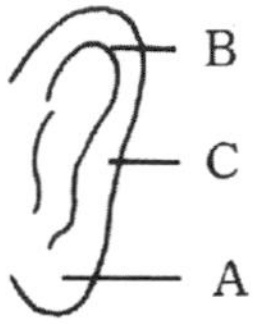

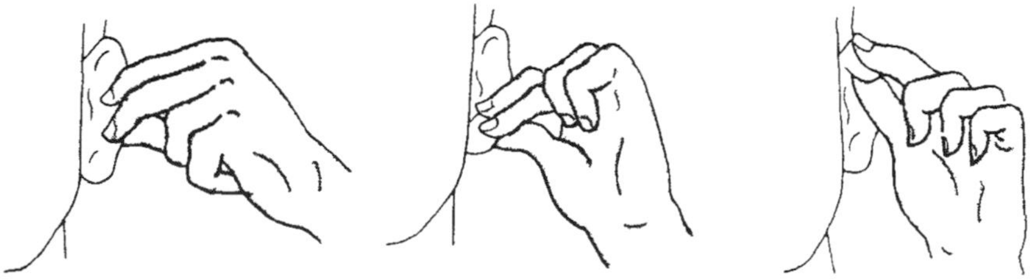

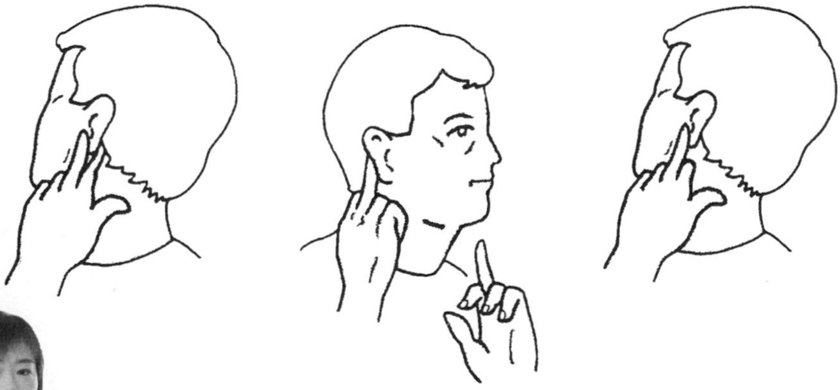

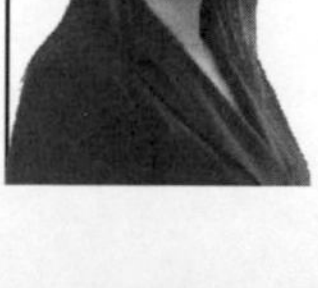

1 做的時候，要注意兩肘必須抬平與肩同高，才會有好效果。
2 將A部位用力捏後，再將整個耳垂及耳內相關部位，適力反覆壓揉，然後使力向上拉，直到蓋住耳穴為止。另以拇指壓揉耳下穴道。
3 同樣將B部位用力壓捏後，再適力壓揉數次，特別是耳內的凹槽部份更需揉到，然後用力向下拉，直到蓋住耳穴為止，另以拇指壓揉耳上穴道。
4 繼將C部位同樣用力捏，再輕揉數次，也需連耳內部要揉到，然後用力向內拉，直到蓋住耳穴為止，並以拇指壓揉耳後根正中。
5 接著先用中指上下按摩耳根前後，繼加食指共同按摩前後方耳根，充分刺激整個耳朵。
6 最後用手掌將整個耳朵向前壓倒，蓋住耳穴，使聽不到外界的聲音為止，前後各旋轉按摩六次。接著閉起眼睛，深吸一口氣後，很快將兩手放開並同時深深吐氣且張開眼睛，此時會有神清氣爽的感覺。

如果每天三餐前，上午十時、下午三時及睡前各做一下耳部按摩，不僅可以使腦筋靈活，消除緊張、疲勞及痠痛，而且還可以預防老人癡呆症，真是一舉數得。

2、眼睛指壓

眼睛指壓對於長時間伏案用功的學生、上班族以及愛看電視的朋友非常有幫助。由於眼睛疲勞會造成肩膀痠痛僵硬，所以伏案或專注某一目標一段時間後，最好對疲倦的雙眼指壓一下，能消除壓力鬆弛精神，並可幫助眼睛休息，迅速恢復疲勞。

1 首先閉上眼睛，張開雙肘，將雙手中指從鼻樑由下往上推放在額中間的髮

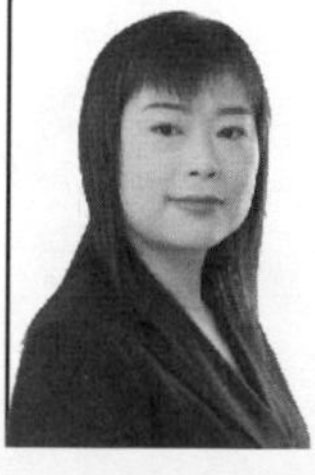

際。

2 以拇指腹放在眉頭下凹處，用力壓、揉，但不能壓到眼珠。

3 兩中指仍維持往下壓在髮際，拇指漸向兩側按壓，直到眼尾上方。

4 進行眼睛指壓以躺臥最為理想，如果不方便，也可以坐在椅子上進行。

5 壓揉眼睛時須咬緊牙根，收縮下巴，頸後要用力。如果眼睛疲勞，壓起來會有痛覺，但仍要繼續指壓，直到不痛為止。

三、傍晚的溫診（三診）

根據專家說法，人在一天當中，以午後三至五時這段時間最為疲憊，上班族工作過度、學生用腦過猛、家庭主婦辛勞操持家務，如果在傍晚時分適當消除身心疲勞與鬆弛緊張情緒，對個人的身心健康極有助益。

通常我們感到疲勞時，首先會想到藉按摩來消除肌肉的痠痛，可是如果下午五、六時仍然感覺疲累不堪時，建議您在晚餐或入浴前做一次自我檢查疲勞的部位何在，我們強調自我健康管理首要之件，即是每個人要對自己的健康負責，尤其要對自己的健康狀態時時做檢查，才能預防與治療。

莊博士建議每個人在傍晚的時候來做一次溫診。不論坐姿、站立、躺臥皆可，然而在任何情況下都必須伸直背脊。然後以單手手背測量胸部、乳房、心窩、肚臍、肚臍四周、下腹部、腰的溫度，檢查是否有發冷的部位。為了考慮兩

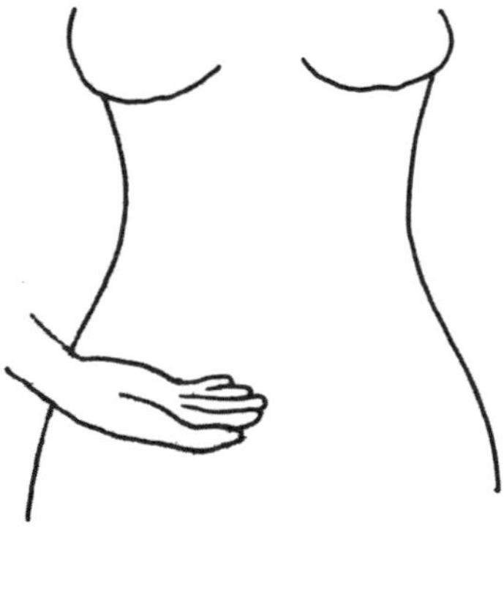

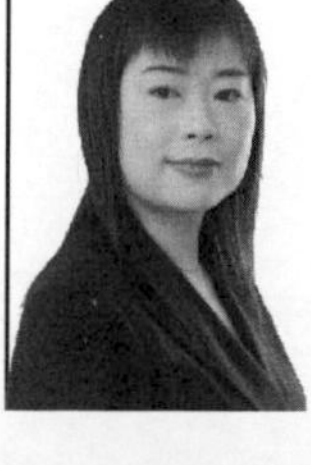

膝、腳跟、趾尖難以用手背量溫，可以改以手心包裹式測溫。由於手背溫度較手心低，較能感受到微妙的溫度，所以手背量溫比手心來得理想。

如果完成溫診後，察覺有冰冷的部位，即表示你的身體內部存有脹氣，代謝機能降低。一旦有溫度上的差異，莊博士主張先藉洗澡充分消除疲勞，亦可用按摩與指壓來排除。

四、睡前頭部及足部的壓診（四診）

「一日四診法」中的第四診，是在睡覺前，查看身體各部位有無疼痛或僵硬的地方，假使發現某一症狀，必須設法使其先減緩下來。當然，每個人入眠前都希望一覺到天明，這時可以多做頭部及足部的指壓，應能使我們睡得又香又甜。

1、頭部指壓

上半身挺後，背脊伸直，舌頂上顎，雙唇緊閉，在頭頂中央及額頭至髮根的髮際、後頸中央皆是指壓重點，必須輕輕地揉壓。

以食指、中指指壓眼尾太陽穴，虎口張開。大拇指同時指壓後腦和頸部交接凹處，直到痠痛感完全消失為止。

2、足部指壓

頭部的疲勞，可以用腳的指壓來治療。

1 以拇指與食指垂直般夾住趾尖的趾甲兩側，重覆用力抓然後鬆開的動作，注意的是每根趾頭

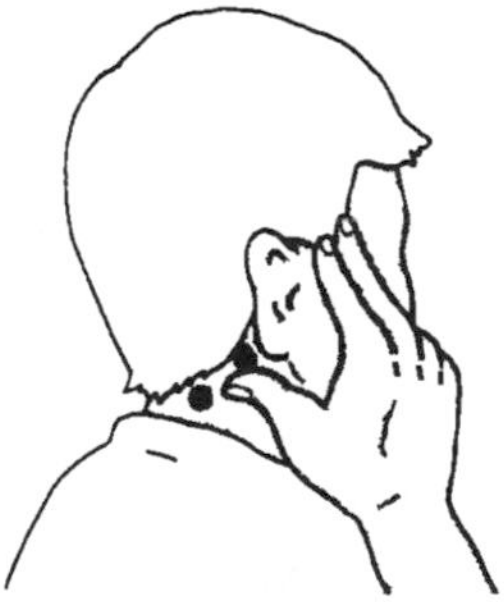

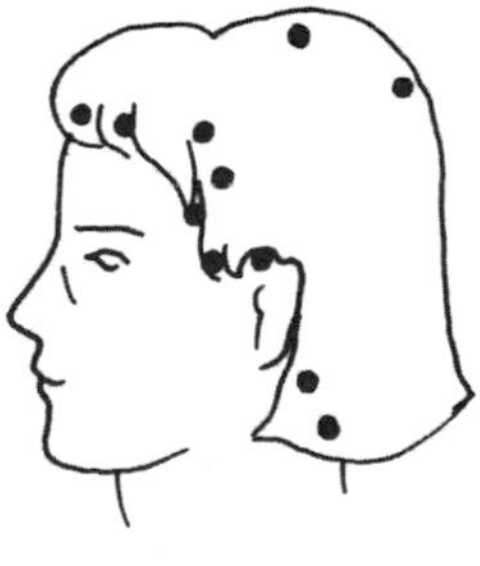

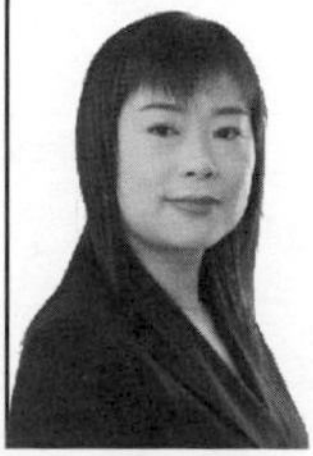

都必須重覆如此做。

2 以上下方式夾住趾間，再由左右用力夾住腳跟指壓。

3 指壓腳後筋的地方。

如果會痠痛，表示疲勞尚未消除，必須指壓到不痠痛為止。自己指壓的話，不能怕痛，也不能因為怕痛而不確實去做，結果未能達到效果，指壓腳後筋到不痛後，就搓洗周邊的污垢，然後再以熱、冷水互相沖腳，如此便可消除疲勞了。

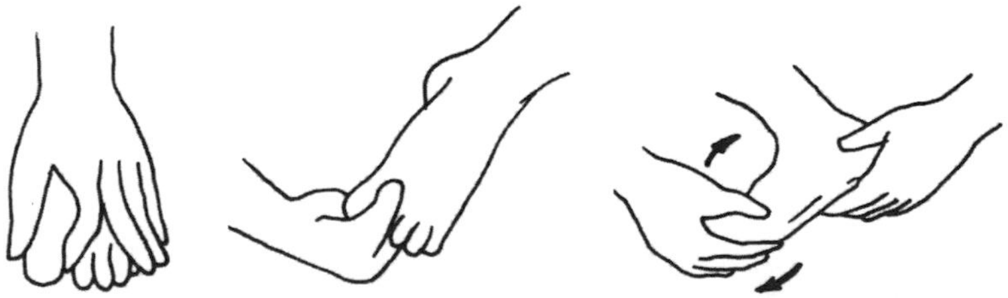

脹氣是萬病之源

一、脹氣的原因與消除

脹氣除了會給人體帶來重大傷害外，它可能也是導致細胞老化、猝死症及癌症的原因。

在莊博士的行醫中，將人的身體健康分為三等。當人體沒有積存任何脹氣為上等；雖有脹氣但很快可消除者為中等；脹氣始終無法排出者為下等。

如果你的日常作息規律又正常，應有一個上等的身體；偶爾因熬夜、三餐不正常…等，造成體內蓄積氣體，倘若藉身體原有的機能適時將氣體排除，算是中等的身體；要留意的是：萬一身體狀況是下等的時候，該怎麼辦？

脹氣產生的原因

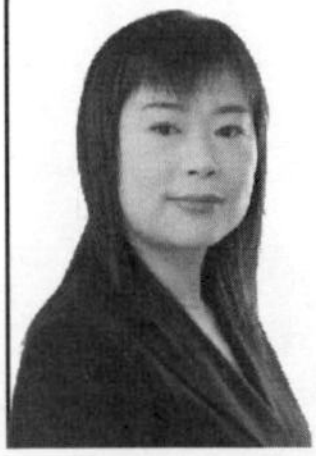

根據莊博士的研究，脹氣產生的原因很多，整理如下：
(1)憋忍大小便。
(2)強忍屁不放。
(3)違反自然的性生活（時間不對、過多或過少）。
(4)刷牙洗臉時彎腰駝背。
(5)睡眠時間過長，飯後午睡超過三十分鐘以上。
(6)感覺怎麼睡都睡不飽。
(7)失眠、賴床、貪睡、早上爬不起來。
(8)偏食、暴飲暴食、愛吃宵夜。
(9)餓過頭，狼吞虎嚥。
(10)營養不足或過多。

(11)愛吃炸烤及刺激的食物，回鍋油當食油。
(12)愛吃多重混合調味，如糖加鹽、酸加甜。
(13)混吃冷熱的東西，如吃咖哩飯邊喝冰水、熱咖啡加冰奶精、熱開水加冰塊…等。
(14)吃東西沒有完全咀嚼又沒有緊閉雙唇。
(15)吃東西只嚼動一邊牙齒。
(16)吃東西不專心。
(17)吃飽後立刻就睡。
(18)情緒不穩定。
(19)壓力太大。
(20)座椅太軟、坐搖椅、坐姿不對、同一姿勢維持太久。
(21)睡床太軟、睡姿不對。

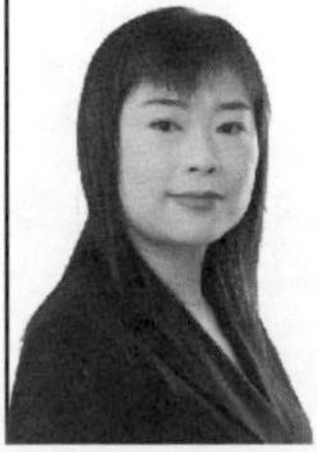

(22)走路姿勢不正確。
(23)運動不夠、過度疲勞、休息時間不正常。
(24)空氣污染。

消除脹氣的方法

產生脹氣的諸多原因中，尤其不規則的生活和運動的缺乏是促使體內積氣最大的因素。

前面所述，我們可用莊淑旂博士的「一日四診法」來診斷體內是否有脹氣，而且也可以藉此來消除脹氣。我們的建議是這樣的：

1、首先，要注意飲食。避免進食與自己體型不合的食物，一般而言，有些特別的食物可以協助排氣，但是也要視食用者的健康而定，倘若健康狀況非常惡劣者，不論吃何種食物都無法如願排氣。

2、在精神不濟或疲憊的時候，由於神經不安定，消化和呼吸都會不順暢，因此建議有此情況的朋友應避免吃東西，只有等待不好的狀況完全消除後，才能攝取食物。

3、此外，有一種簡單易學的雙腳踢臀運動可以消除體內的脹氣：(1)俯臥在床上，以座墊或墊被之類的東西放在膝蓋下支撐，雙手按在下顎，然後抬頭，挺著上半身，膝部下面的小腿向上舉起九十度。(2)以雙腳交互踢打臀部。

4、「蛋殼消氣法」：有一次，莊淑旂博士在日本行醫的時候，曾醫治一位因屁放不斷而想自殺的病患。莊博士傳授他「蛋殼消氣法」，使他過著健康的生活而打消自殺的念頭，用蛋殼煮湯或泡茶來喝的方法步驟如下：

(1)先將買回來的雞蛋殼用清水洗乾淨，再用鹽抹在蛋殼上摩擦一會兒，

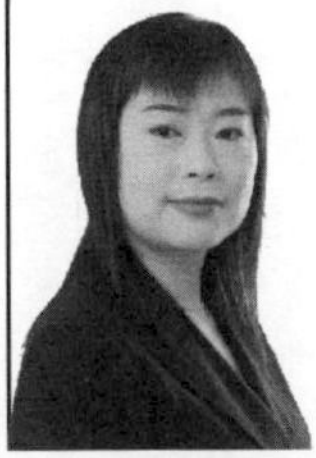

以清水再清洗一次。然後將洗淨的蛋殼，用手揑碎放入小紗布袋裡，將袋口捆好，再放入清水裡用火煮。

(2)水煮沸後，再以小火煮二、三十分鐘後，將小布袋拿出。

(3)然後以此沸水來泡茶或加其他調味料煮湯。

蛋殼消氣法除了解除放屁，對治療打嗝，也是很有效的。

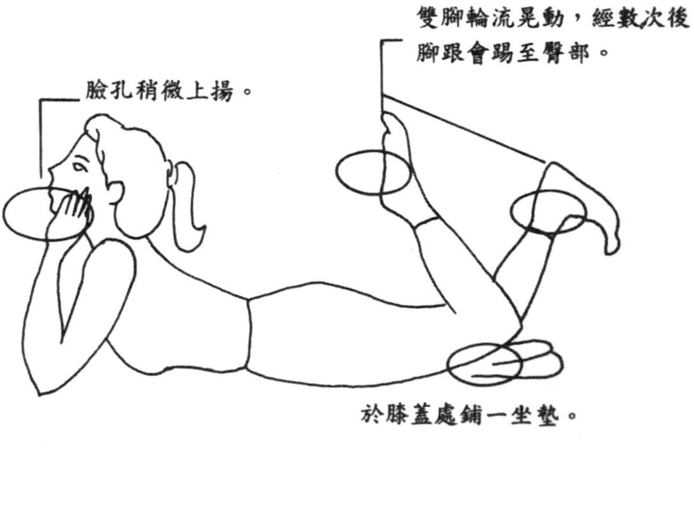
雙腳輪流晃動，經數次後腳跟會踢至臀部。
臉孔稍微上揚。
於膝蓋處鋪一坐墊。

二、腹內大掃除

莊博士提出的「腹內大掃除」，不僅可改善便祕、脹氣，還可以解決打嗝、放屁的毛病。腹內大掃除就是一種將胃、腸內所有的廢物一掃而光的方法。它的功用是可協助將體內的老廢物及老廢氣排出，以便能恢復正常體型，更可以改善便秘、脹氣、打嗝等症狀；但是使用此法不適用於下腹部突出者、孕婦、生理期婦女、打算在一個月內懷孕者、患有低血壓、貧血、十二指腸潰瘍者。

一般來說，平均一至二個月施行一次腹內大掃除即可，實行腹內大掃除的時間建議選用星期假日的時間，因為實行大掃除當天，會因為大腸的蠕動把腸內的老廢物排出，而造成屁聲很大或排便次數很多，所以選在星期假日實行比較不會尷尬不方便：

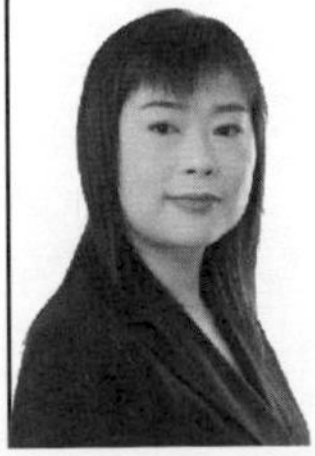

腹內大掃除的做法：

(1)將白蘿蔔連皮洗淨，以果菜機榨成白蘿蔔汁，每一公斤體重需要四十西西的量備用。

(2)將牛蒡仔細刷淨後切成薄片，每一公斤體重需要二十公克的量備用。

(3)將白蘿蔔汁、牛蒡薄片及鹽漬梅（每十公斤體重需要一個的量）放入深底鍋內，以大火煮沸後，改以小火烹煮兩小時，這時記得要加蓋。

(4)以過濾網將煮好的蘿蔔牛蒡汁及牛蒡渣分開。

(5)將過濾出來的蘿蔔牛蒡汁再以大火（不要加蓋）濃縮到一定體積（每一公斤體重一天的濃縮湯汁分量為十五至十八西西）後趁熱倒入熱水瓶中保溫。

(6)待牛蒡渣涼後，將之分成六等份，裝入塑膠袋裡，放入冰箱冷凍庫中保存待用。

(7)每實行一次腹內大掃除，需要連續食用七天，並搭配仙杜康（每日4—6包）。

(8)實行的第一天必須斷食，只能喝濃縮湯汁，下午三時後吃仙杜康（每日4—6包），不可再吃其他食物，上午起床空腹即開始喝前一天已煮好裝在保溫瓶中的濃縮湯汁，必須分幾次但每次份量可以不一樣，在當天下午三時以前喝完即可。等湯汁全部喝完後，開始吃用捲葉萵苣或新鮮A菜（每一公斤體重需用五公克的量）包著仙杜康。

(9)第二天以後，連續六天的早餐前要吃牛蒡渣和仙杜康（每日4—6包）。在服用牛蒡渣的前一個晚上取出一袋，放在冰箱冷藏庫解凍。在早餐前將之蒸約二十分鐘，於飯前以正確的咀嚼法慢慢吃完後，接著吃仙杜康，最後再吃早餐。亦可先吃一點飯菜再吃牛蒡、仙杜康較

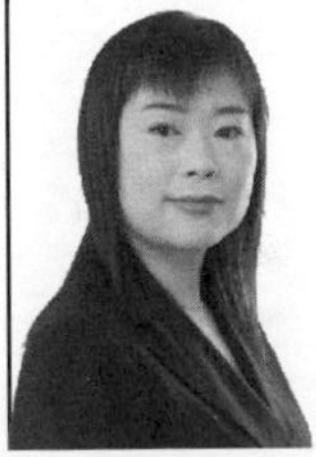

不會反胃。

三、消除脹氣與毒素的「消除便秘方」

在日常飲食方面，如何消除脹氣、毒素與便秘呢？莊博士提供她的獨到秘方：

消除便秘方的做法：

(1)白芝麻，每一公斤體重使用零點五公克白芝麻，放在鍋內炒香即可（注意不可炒焦，可一次準備數天份量，放入密閉的容器內備用）。

(2)每天一大早空腹的時候，咬碎白芝麻再吞食，然後喝一杯加蜂蜜（每一公斤體重放零點五公克的量）的冷牛奶約一百西西。

（3）「仙杜康」（依據莊博士精心配方加以改良的食用品，廣和集團榮譽出品），每日四—六包，直接放入口中咀嚼即可。

（4）注意：

1 白芝麻須將每粒均咬破再吞下才有效果。

2 冷牛奶需要微冰或冷，不可用微溫或熱的。

以上推薦的秘方，必須每天早餐前連續食用，而且至少進行兩週。同時需要與「輕鬆排便法」互相搭配，效果更佳。這種秘方能使腸內充滿脹氣的人有效改良，順利排出健康的糞便。

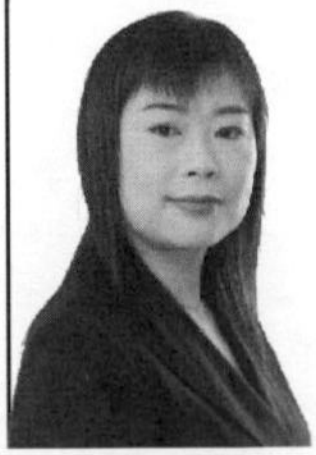

提倡防癌宇宙操

防癌宇宙操是一套莊博士獨創、有效的運動法，不僅簡單易學、操作時間短，而且沒有場地的限制，更年期婦女如果能夠搭配清晨散步確實施行，相信一定會有意想不到的效果！

一、把握一天的開始

清晨，是女性最為緊張的一個時刻，妳要化妝、煮飯、整理家務，做媽媽的還要送孩子、先生出門，真是夠忙的了！

但，任誰都難免有懶惰的時候，多睡一分鐘也好！鬧鐘響了還是想在被窩裡暖一下下，雖說早上是最慌忙的時候，卻還是懶得起床！其實熟睡是不可能的，何不精神抖擻的起床呢？蘑菇了半天還起不來，會把整天的氣氛都弄壞的。

醒來就一鼓做氣的起床，用這樣一片冰心，迎接爽朗的一天，豈不是能讓自己更得心應手嗎？有次序的清晨總是理想的，下例的順序妳以為如何？張開雙眼↓做預防感冒呼吸法↓起床↓上洗手間通便↓開窗整理家務↓預備早點（請在前一晚花三十分鐘的時間先將早餐的內容打點好，以減低隔日的忙碌狀況）↓洗臉↓換衣服↓散步、做防癌宇宙操↓沖澡↓擦乾身體↓平躺五至十分鐘→喝半杯室溫啤酒↓吃早餐↓看新聞↓看當日的工作行程表，一旦有了以上的各項準備，即便遇到再困難的問題也能迎刃而解。

二、清晨散步一本萬利！

清晨，萬物甦醒，大自然的景象正是煥發時刻，此時的散步真是一本萬利，好處有多多。

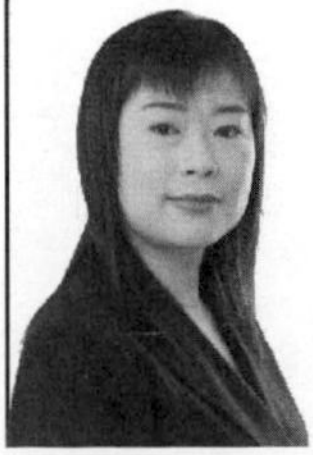

假使妳真的渴望健康，清晨時請走出戶外，空中的空氣是那麼新鮮，遠山近樹更是翠綠一片，生氣就在那兒，在大地甦醒的剎那，活動我們的身體，即便只是二十分鐘，也可以讓妳的細胞充滿能量！

肉體的睏倦可以從睡眠或是完全的休息中恢復，頭部的昏沈、精神的疲勞，卻只有在身體的活動中，才能獲得恢復。

頭腦不清楚，常為一件事情而放不下心，或煩悶不離身的人，請利用清晨時間去散步吧！接觸大自然，一切就會寧靜和平的。繁忙的工作者，不時須要新鮮感覺的人，散步的效果，也是驚人的。

人的力量是有限的，無論辦事能力多強的人，如果沒有充實的體力與氣力，也就沒有辦法充分的利用時間。若常常不能集中精神，又感覺昏沈、容易疲倦，能力的發揮也只能達三分之一；人的精力可藉由與大自然親近而得到無限的補給，於是在太陽東昇時起床，對陽光充滿深深的謝意，就可以得到無限力量的賜予。

有沈重工作、重要任務的人、希望一生中都健康的人，請養成散步的習慣，家庭成員中的一人如果開始散步，自然就會影響全體，所以，妳是否已經下定決心，從今天就開始清晨的散步呢？

三、一直線走路法

古時候的人因為交通工具不便，所以大家時常走路。走路除了解決交通的問題，也是最方便、最節省的運動。

嚴格說來，一般人都不太重視走路的姿勢，而且也不瞭解走路姿勢不正確會引起多少後遺症，尤其最近報章雜誌都有報導脊椎骨毛病，已是目前國人最常罹患的病症之一，這是一個很重要的警訊，希望讀者要正視這個問題。

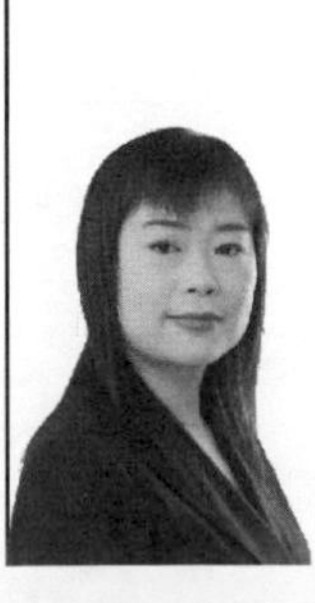

走路不正確，不僅儀態不優雅，也會妨礙身心健康，許多下腹突出，脊椎彎曲及腰痠背痛的毛病，都是因為這個緣故而造成。換句話說，一個人的身體之外型、姿態、和走路、坐姿、站姿有非常密切的關係，倘若走路的姿勢長期不正確，帶來的後患是無窮的。

我們提供您一套正確的走路方法，名叫「一直線徒步法」，不但可以矯正不良的姿態，而且可以幫助我們消除疲勞。

做法：

(1)腳跟先著地，使力伸直腳底，腳尖最後落地，肩膀自然下垂，臉部稍微抬高。舌頂上顎，緊閉雙唇，咬緊牙根，並提肛，縮小腹。

(2)手臂緊貼腋下，伸直手肘，以前三後四的比例擺動，以影響肩關節的運動。雙腿內側用力，直線行走。如此步伐可以減輕肩部與腰部的痠痛，使心情輕鬆愉快。

此外，建議你外出的時候穿著後跟粗、安定感很好的鞋子；按照以上為您推薦的步行儀態，相信您的體姿表現高雅，身心的健康也會保持得相當穩定。

清晨散步最好是赤腳，腳踏在綠草、泥土上，吸收地靈之氣，呼吸新鮮的空氣，如果住家在

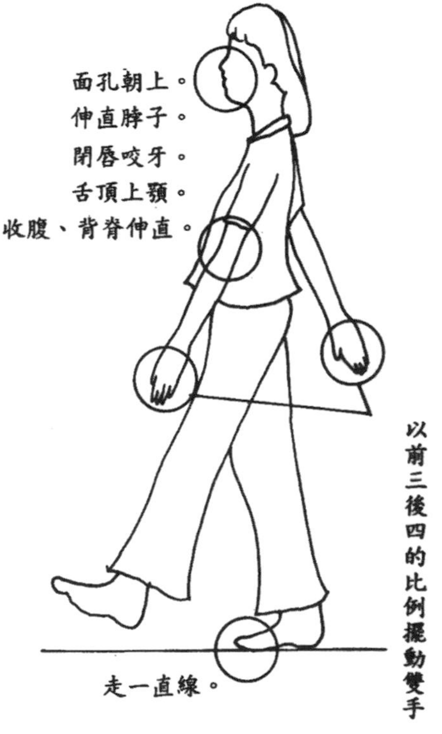

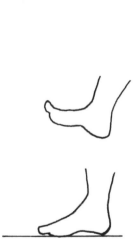

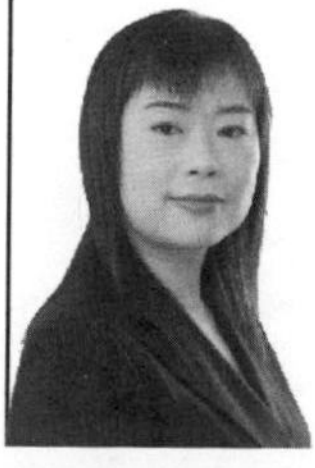

面孔朝上。
伸直脖子。
閉唇咬牙。
舌頂上顎。
收腹、背脊伸直。
走一直線。
以前三後四的比例擺動雙手

郊外，還可看看綠色的風景，對眼睛及心情都是很好的。

對更年期婦女來說，有時會被公事、家務弄得身心疲累，如果懂得善用清晨散步，接近大自然，頓時之間能拋開煩惱、壓力，心情自然寧靜安詳，對一天的展開具有莫大的影響，可以說，清晨散步是一項好處很多的活動。

如果您不是在草地上散步，提醒您要穿一雙好的運動鞋，然後背上背包，以雙肩帶的背包最好，盡量不要以單肩背東西，如此才能讓體姿平衡，不易造成駝背。而且袋內放個「救命袋」，裝些必備急救品、小乾糧、零錢、證件……等，有備無患，您將受用無窮。

清晨散步也是件防癌宇宙操的前奏曲，至少走上一個月並同時作預備操，如此再做防癌宇宙操則功效更大了。

四、防癌宇宙操的緣起說明

我的外婆莊淑旂博士，十九歲時父親因罹患直腸癌過世，二十六歲時丈夫又因肺癌而去世。她為了揮除「癌症家族」的陰影，讓自己和子女脫離得癌症的恐懼，並且協助他人免於遭遇相同的不幸，於是下定決心要找出人們患病的原因和抗癌的方法。莊博士原本即受有深厚的中國傳統醫學基礎，為精益求精，仍遠赴日本慶應大學繼續深造，而且汲取西方醫學的精華，八年後獲得慶應大學醫學博士學位，隨之常赴歐洲發表論文。

經過多年的鑽研，莊博士不僅走出「癌症家族」的陰影，還將她長期的思考及研究，獨創出一套「中國式健康管理」，受到日本醫學界相當的推崇。

莊博士在日本曾經對罹患癌症又動過三次手術的患者展開全面調查，從三萬六千份回函中，發現這些病人生活中的共同錯誤，歸納得出如下幾項：「長期偏食」，「錯誤的生活習慣」、「沒有消除當天的疲勞」等，導致身體衰弱

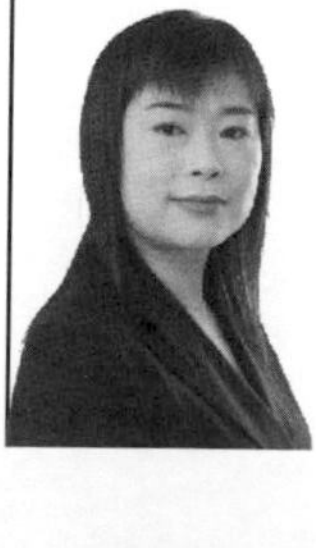

而出現身體機能異常的狀況，讓病魔有機可乘。

針對這些患者所犯的生活錯誤，莊博士在正確的飲食和生活習慣的養成以及如何消除疲勞方面都創造出自己的學說和防禦方法，在運動方面，莊博士更獨創出「防癌宇宙操」。

防癌宇宙操的起源是莊博士根據抬頭挺胸、伸展全身、身心平衡、天地人合一等四個觀念所萌發，繼而加以深思、印證、實行，然後再推衍出來。

1、抬頭挺胸

莊博士說：「人們每天二十四小時，有三分之一的時間平躺在床上，其他三分之二的時間不論工作、讀書等，每個人都是垂著頭，彎腰駝背。有些家具設計只為了追求美觀，使人姿勢不正，脊椎彎曲，違反了自然，內臟因而受擠壓，不克發揮正常功能，藉著防癌宇宙操抬頭挺胸的機會，能促進腸胃活動；排除腹內廢氣，使全身血液暢通，也收預防記憶力減退之功效。」

2、伸展全身

有一次，莊博士在飛往維也納發表論文的飛機上，曾仔細觀察經過九小時漫長旅途的旅客們臨下飛機時，大部份都不約而同地做出消除疲勞的自然動作，那就是高舉向外旋轉的雙臂做全身伸展，這種動作在我們嬰兒期時也常做。莊博士覺得很有趣，於是一再試驗，後來在浴室手拉毛巾擦身時，發現伸展加上固定的布巾長度，效果更大。

由於每天診治病人必須先檢視病人的頸、腋下、鼠蹊部淋巴腺的經驗，以及中國傳統醫學「脾統血、主四肢」的理論，莊博士肯定透過充分抬頭並高舉而擺動雙手，且赤足踩草地又踮腳，以足尖走一直線，可伸展全身，拉開了橫隔膜，刺激喉部甲狀腺，活絡兩腋下及大腿內側鼠蹊腺之淋巴，如此必能促進全身血液及淋巴循環，並使內分泌正常化，提高代謝功能。加以活動了平常不用的肌肉，在收縮腰臀，去除體內脂肪及贅肉方面都有事半功倍之效，更有排

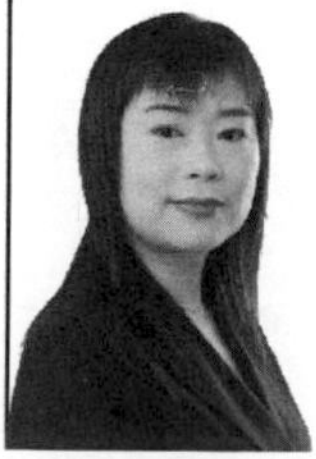

除腹內脹氣之功。

3、身心平衡

現代人日常工作繁忙，步調快速，神經緊張的疲勞不是光靠每天三分之一的睡眠就能消除。「防癌宇宙操」中為此特別藉著伸張手腳每一個關節，以指頭刺激掌心、腳趾用力壓地來刺激末梢神經，也帶動腦神經調整身心平衡，在消除肩膀痠痛，解除精神緊張疲勞和失眠方面極具功效。

4、天地人合一

莊博士時常提及人的力量極其有限，而大自然卻有股我們眼看不到耳聽不到的力量。「防癌宇宙操」中所以要赤腳踩綠地，抬頭看天際，即是借助優美廣闊天地景色來消除內在矛盾與情緒低落，裨使人身心回歸自然並吸收天地正氣攝取無限能量。從天地人合一當中，吸取大自然的力量，防病強身，享受健康的人生。

「防癌宇宙操」雖然只有幾個簡單的動作，所費的時間也不多，如前面所述，它帶動不常運動的肌肉及末梢神經，活動了脾臟、淋巴腺和橫隔膜，全身的血液和體液也都得以暢行。不僅使發育中青少年的胸寬、身高都能增進，中老年人也能逐日糾正脊椎彎曲約老化現象。持續不斷地做「防癌宇宙操」，男女老幼都能獲得防癌、身心平衡、心情開朗愉快的希望。

五、預備操的作法及功效

預備操是做「防癌宇宙操」前之準備操，有拉開筋骨、伸展肌肉、消除疲勞…等功效。

「防癌宇宙操」是莊淑旂博士精心設計的防癌保健運動，整套運動做下來只需花費三到五分鐘的時間就可做完，而且不需要特別的場地，可以說是一項

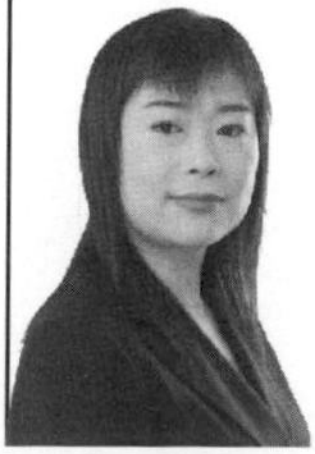

簡單、方便、易學的運動。

「防癌宇宙操」動作十分簡單，它所帶動的地方，是全身最不常運動的肌肉、末梢神經，連脾臟、橫膈膜都運動起來，不僅促進血液、體液循環，而且可以達到身心的平衡，使一切消極的情緒都消失無蹤。但為了達成最佳效果及預防運動傷害，除了先以一至二個月的時間早些起床，到戶外以「一直線徒步法」散步之外，同時作此「預備操」之後再作「防癌宇宙操」是好上加好，萬無一失的良策。

預備操的做法

(1)預備動作：在戶外有泥土與草坪處，脫鞋、襪，雙腳併攏，膝蓋挺直，大腿內側用力，提肛，縮小腹，挺胸，鬆肩，舌頂上顎，緊閉雙唇，咬緊牙根。

(2)右腳向前踏出一步，左腳踮立、點地，重心往前，腰不動。

(3)雙手虎口打開向前用力合掌伸直，比肩高四十五度，抬頭。

(4)手臂向左右伸直張開成V字型，由下往上，由前向後用力往後擺振八次後回復立正姿勢，換腳重作，重心改放在左腳。

(5)與上同動作，但是雙手手心向前及外各伸直後張開成V字型同法擺振各八次。

(6)一手平舉高於肩膀四十五度，並略後伸，頭盡量右轉而眼睛向指間看，另一手繞向後背，上半身略後仰，用指尖由肩胛骨內側按摩而下，左右各八次。

(7)用雙指尖由上順頸部、脊椎至尾椎骨部，按摩而下，左右手各按摩八次。

(8)大拇指與四指間的虎口要用力打開，由腋下揉壓幾下，再由腋下壓按到腰部，左右各八次。

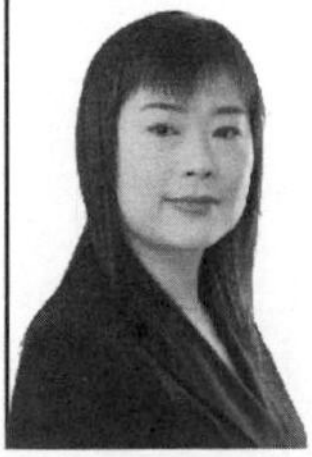

「預備操」在「防癌宇宙操」之前先做，或者也可以單獨做，功效是活動筋骨。長期從事坐著辦公的人，一旦發現自己從坐位站起來，背部卻無法挺起來時，甚至還有痠痛的感覺，建議您站到牆壁邊，做一做預備操，肯定對背部挺直會有相當多的助益。

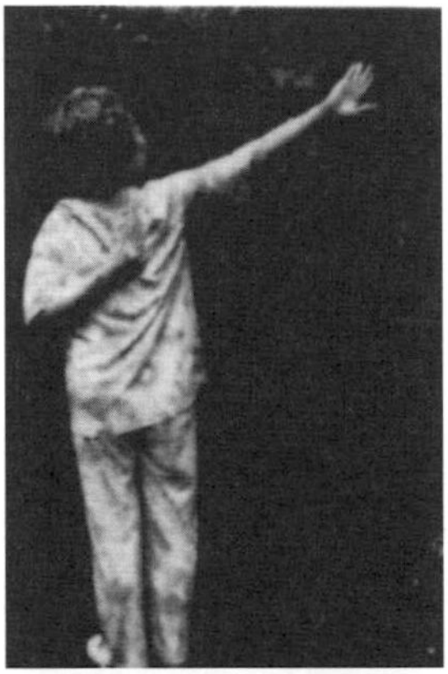

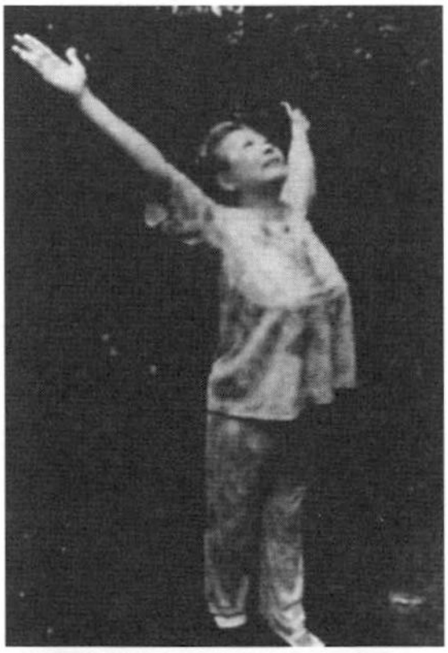

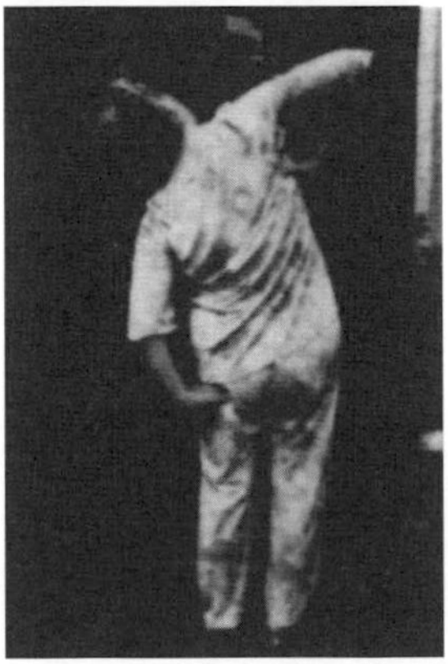

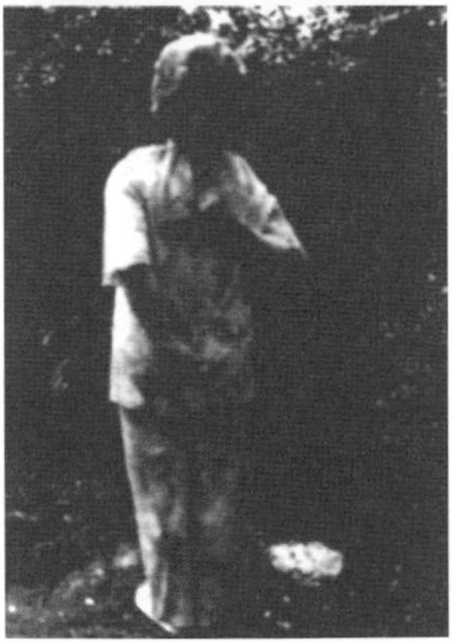

六、防癌宇宙操的做法

做「防癌宇宙操」時，頭要抬高，眼睛要看著天，先脫掉鞋襪，讓足部完全與土地貼合，雙腳併攏直立，膝蓋挺直，大腿內側要用力收緊，提肛，收腹，展胸，肩部放鬆，咬緊臼齒，舌頂上顎，緊閉雙唇，布巾放在脖子上。

「防癌宇宙操」共分八節，按部就班循序做下去，必能達到功效。

第一節

(1)右腳向前踏一步，重心前移，腰固定不動，左腳尖用力下壓，雙手合掌，虎口打開，手指用力伸直，雙臂向前平舉，略高於肩成四十五度。

(2)雙手分開與肩同寬上舉，掌心相對，頭往後仰，脖子用力伸直，手臂伸直。

(3)雙手向後，展振十六次。

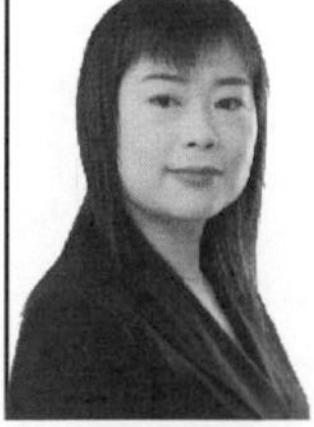

(4)雙手還原至(1)的動作。

(5)雙臂放下，右腳收回，換左腳做(2)、(3)的動作。

第二節

頭向左、右各繞一圈。

第三節

(1)同第一節(1)動作，唯雙手食指緊貼虎口張開，拇指向下、掌心向前。

(2)同第一節(2)動作，唯掌心向前。

(3)雙手向後展振十六次，唯雙手掌心向前。

(4)同第一節(4)、(5)動作。

第四節

(1)雙肩依縮、聳、展後繞環四圈。

(2)雙肩依展、聳、縮向前繞環四圈。

第五節

(1)同第一節(1)、(2)的動作，唯雙手手背相對。

(2)手臂用力扭轉，掌心向外，雙手向後展振十六次。

(3)同第一節(4)、(5)動作。

(4)換左腳，同上做法。

第六節

(1)雙腳足跟離地踮立，雙手屈肘靠於腰旁，掌心向上，指關節循序彎曲，指尖

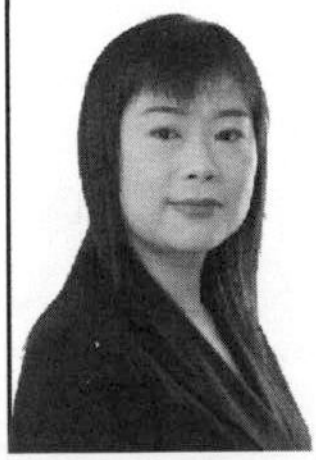

壓掌心，刺激掌心。

(2)足跟著地，同時雙手手指張開。

(3)同(1)、(2)動作，反覆四次。

第七節

(1)雙手掌心向上，布巾置拇指與食指間虎口處（雙手屈肘靠於腰旁），用拇指壓緊布巾。指尖向前、收肘、雙手與胸部同高。

(2)雙手上舉，繞頭至正前方伸直，掌心向上，布巾仍置於指間虎口處。

(3)指關節循序彎曲，指尖壓掌心，刺激掌心，並緊握布巾。

(4)雙手手臂向外翻轉，掌心向外，將布巾拉直。

(5)雙手伸直上舉（後斜上舉），臉向上。

(6)雙腳腳跟提起踮立，腳趾用力壓地，提肛，收腹，展胸，咬緊牙根，舌頂上顎，緊閉雙唇，將布巾拉過頭部以充分刺激後背「肩胛骨凹處」，並拉開橫膈膜使全身氣血通暢。

第八節

維持腳跟提起踮立姿勢，右腳開始一步一步慢慢地往前直線行走，每一步停留四拍，開始時每次最少十二步，最多六十步，以後視個人情況可逐漸增加。

防癌宇宙操的動作，主要目的是刺激末梢神經、活動肌肉，此外能夠促進腸胃活動、消除肩膀痠痛、收縮腰圍及臀部，更可以消除體內多餘脂肪及贅肉，達到減肥的效果，也可改善失眠令人好睡，如果每天皆能持之以恆去做的話，肯定能夠預防癌症、強壯身體，何樂而不為呢？

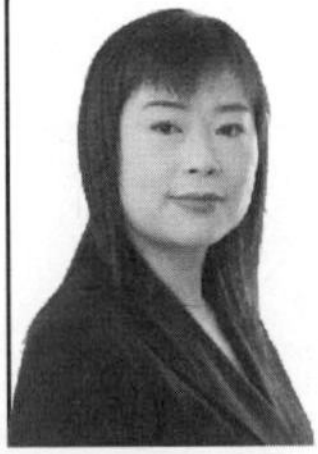

許多人聽到莊淑旂博士說到要「與癌共存」，莫不驚訝萬分，怎麼可能呢？

七、與癌共存之道

很早的時候，莊博士碰見了一件令人難以忘懷的事，當時有一位男性友人在某日遭遇車禍死亡，莊博士得知噩耗趕往醫院。院方為了確定其死因便解剖遺體仔細的測量腸子的長度、內臟的重量、查看胃內的食物，並一一拍照記錄…，竟意外地發現他的食道、胸部、淋巴腺等部位長出若干癌症病巢。莊博士好奇地去他家中查訪，這才得知，這位過世的男士生前，每日清晨做散步…等運動，並過著早睡早起正規的生活，所以讓人察覺不出他有罹患癌症的症狀，反而他精神洋溢，體力充沛，如果不是因車禍而解剖遺體，恐怕任何人都不知道他是個癌症病人！於是，莊博士的腦海裡浮現出「與癌共存」的道理。莊博士認為一個人即使得了癌症，只要不刻意去關注它，依舊過著有規律的生活，並採用健康的飲食與規則，那麼癌症是可以克制得住的，這就是人體的奧妙之處。

莊博士在一九五八年的時候，也遇到一個「與癌症共存」的實例。當時莊博士只有三十多歲，曾任日本宮內廳侍衛長的白根松介先生年七十二歲，他向莊博士言其持續進食後便會嘔吐的症狀及經醫院檢查疑似胃癌的可能性。

莊博士為他調整飲食內容與習慣，遵從早、午、晚餐為三：二：一的比例，並建議他晨間早起修剪家中庭園花樹並做一些運動，這樣悠閒的生活經過了三、五年後，他的胃部及肝臟（因為他喜飲杯中之物，所以肝臟功能不太好）失調竟然不藥而癒，所以在他健康復原後，莊博士曾認為「胃癌也許是院方的誤診」。

一九八三年七月，他在醫院打電話給莊博士，告訴她說，現在要做例行的健康檢查，由於一大早就必須空腹禁食，但他此刻卻非常想吃平常愛吃的牛排。當時，莊博士因為事務繁忙沒有把這句話放在心上，沒想到在午後三時半

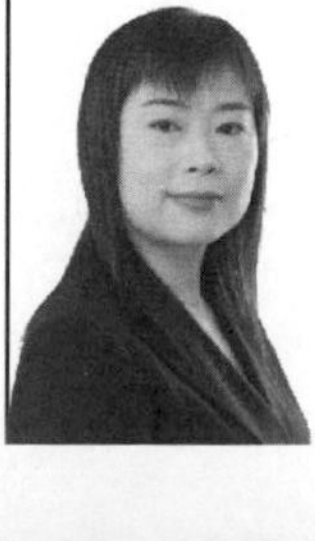

由醫院傳來惡耗，白根先生病逝了。莊博士立即警覺到可能飲食節奏的紊亂所致，這也是將年老者空腹做健康檢查的結果。

後來，莊博士看到了院方為白根先生所做的遺體解剖報告，上面寫著他早已罹患了胃癌與腸癌，這可是三十年前醫院為他曾做檢查的結果，沒想到癌症竟與他共存這麼多年。由於白根先生當初得知患癌症即接受家母的勸告，在平常的飲食生活就十分規律化，早餐至少吃營養豐富的二百公克的牛排，午餐則吃易消化且營養的鰻魚等食物，因此使身體狀況維持得相當理想，這才能與癌症共存了這麼久的時間。

曾經有人請教莊博士，如何建立健全的身心？如何在罹患癌症後還能安然與之共存，在自然中減少癌症的破壞？萬一癌症惡化又如何減輕痛苦呢？

莊博士提出她的看法，一般人沒有察覺出我們人體內早已具備預防及治療的能力，其實靠著自癒力仍是可以克服病魔的。而預防的開始在於祛除癌症特有的飲食生活與體型——今天疲勞，今天消除。最大的重點在於不罹患感冒。

莊博士的父親與丈夫皆死於癌症。其父是一位中醫師，只要患者一到，即使想上廁所也憋忍不去，而且用餐、睡眠時間非常沒有規律，有時候忙得三餐次序大亂，用餐速度快得異於常人。由於生活步調太緊湊，幾乎沒有運動的時間，導致肩膀、背部終年痠痛，也經常便秘，甚至養成吃瀉藥的壞習慣。

九一八事變爆發，曾祖父應召擔任軍醫，一向肥胖又運動不夠的他，不能適應軍旅生活，入伍三天即病倒在床，除役後回家，卻發生冒冷汗、絞痛、下痢、發燒、拉黏液、便血…等症狀，從此臥床不起，接連三年，骨瘦如柴直到病逝。莊博士得知是直腸癌所致，決定全力研究原因，經過長期觀察、研究與調查、統計分析結果發現可能是飲食與生活環境不良所造成，而且曾祖父在入伍前與癌症共存是事實，入伍後因環境的惡化使得癌症猖獗，足以做為讀者的

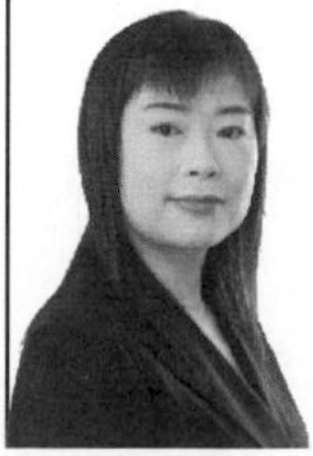

戒鏡。

而祖父生前是個體瘦內向的人，食量小，不好肉、魚、油膩與甜食，愛吃蔬菜與酸食，在莊博士產下三女後不久，祖父經常感到疲勞與肩膀疼痛。

祖父為先天型的虛弱體型，容易感冒，肩、腰乃至全身時常會感到疼痛，又愛喝拌有砂糖的蔬菜湯。事實上，對於神經衰弱、體型瘦弱者，砂糖蔬菜湯和涼拌食物都應該盡力避免，當時祖父每天早晨有飲用酸梅茶的習慣，對他更是百害而無一利。

中、日戰爭末期，外婆遷往郊外的外雙溪避難，祖父當時高燒不退，咳嗽不止且痰中帶血，一直無法平躺正睡，苦不堪言，醫師診斷為肺結核，而那時候維繫生命的綠黴素尚未問市，當祖父病情惡化的時候，外婆發現其頸部有淋巴腫，於是送往大醫院做組織方面的檢查，不料在等待結果的四星期內，祖父從此撒手人寰，年僅二十九。

事後，外婆才知道祖父的死因是肺癌。

在曾祖父及祖父兩位親人相繼被癌症奪走了寶貴的生命後，外婆立志學醫，三十三歲終於通過了國家所辦的醫師考核。三十六歲留學日本，在慶應大學攻讀，而後以〈減滅癌症痛苦〉的論文獲頒醫學博士學位。

一九六六年，莊博士在日本創辦財團法人國際癌體質改善研究會。一九七七年，再設立國際家族防癌協會。一九八一年，更名為國際家族防癌連合會，將觸角延伸到日本各地。莊博士為了避免造成與她相同境遇者與減少患者的人數心態下，除了全心投入醫師的行列，也特意繼續研究預防癌症的相關方法，近年來更積極返國創立財團法人青峰社會福利事業基金會，多方從事研究與推廣的工作，而且我們整個家族的成員也在這種精神號召下，盡力推展防癌工作，「防癌宇宙操」便是我們極力宣導的防癌工作項目之一。

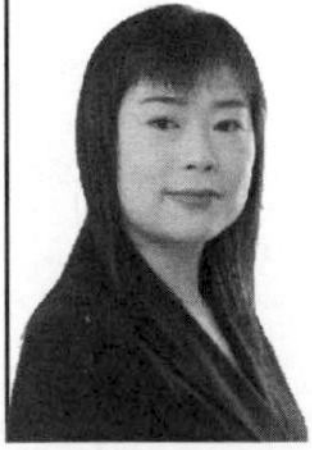

更年期的飲食觀念

更年期的婦女，常因為內分泌的失調而導致許多心理上及生理上的不適，此時，除了調整生活的步調之外，在飲食上也要積極的做好管理，才能讓婦女輕鬆愉快的渡過更年期。

一、遵守三：二：一的飲食原則

莊博士向來支持中國人的養生之道：「早餐吃好，中餐吃飽，晚餐吃少，不吃更好。」這種養生之道和人體各器官的運作，確實有不可分的關係，因此她提出「早三、午二、晚一」三餐份量的分配觀念，早餐應該質量要好且多，中餐要重質但量要少一點，晚餐最好吃素，量也要少一點，不吃更好，換句話說，如果晚餐的量是「一」，中餐是「二」，早餐就是「三」了。

早餐的菜單，可以吃肉、或用肉汁煮的蔬菜、豆腐、雞蛋等，營養均衡；中餐的菜單，可以吃魚為主或少許肉及蔬果；晚餐的菜單，要以清淡的蒸粥、蔬果為主，佐以少量的魚肉，絕不可以吃大量的肉。

瘦弱型的人，建議您吃動物性脂肪，但不宜吃酸性食物；肥胖型的人，就寢前應空腹，不宜吃動物性脂肪及有刺激性的食物，料理食物時，可加少許的醋、檸檬。

二、偏食怎麼辦？

有偏食習慣的人，建議您盡量嘗試各種食物。三餐的菜單，量少但樣式要多，在嘗試的過程中，不要心急，逐漸調整，如果厭惡吃的食物，一次只吃一

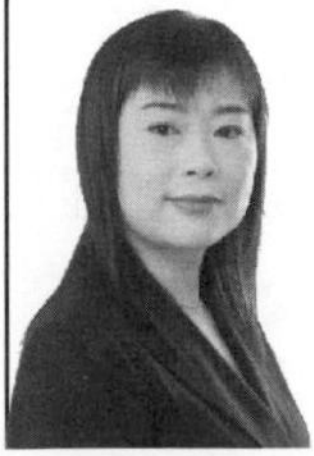

些，種類盡量多一點，如此進行下去，慢慢地就可以戒除偏食的壞習慣，而且又可改善不好的體型。

時時維持均衡的飲食，肉類、菜類、水果都吃一些，對身體的補充大有益處，只是肉類宜在早、午餐吃，晚餐吃些蒸粥、蔬果即可。

三、正確咀嚼法

一般人吃東西只記得如何分配份量，該吃什麼，不該吃什麼，可是往往就忽略了咀嚼的重要性。

咀嚼，是「吃」的方法。咀嚼的方法不對，也是影響健康的因素之一。用餐的時候，老人家常常勸戒我們不要說話，其實這很合乎健康之道，因為一說話，空氣跑進腹內，影響消化又造成脹氣。莊博士提出的正確咀嚼法是這樣的：

(1)吃東西時，緊閉雙唇，人中（鼻下的凹線）要伸直。

(2)食物進入口內，先用左邊的臼齒，上下用力的咀嚼，再用右邊的臼齒，上下用力的咀嚼，最後再用上下門牙咀嚼，每一口都充分咀嚼以後，再吞食下去。

以正確的咀嚼方法吃東西，讓食物和唾液充分混合，除了增加胃液、膽汁的分泌外，還可協助消化。尤其是高齡者，更要鼓勵他吃東西時，盡量用「咬」的方法，用力咀嚼時，可以刺激唾液的分泌，而且牙齒咬東西後發出的聲音，可以吸引耳朵去聽，耳朵會聽，頭腦就會動，也就不會退化。通常可以咬硬食物的高齡者，身體都是比較硬朗的。

正確的咀嚼法，不僅可以吃出健康，也可預防皮膚老化，使皮膚具彈性又有光澤，愛美的女性讀者不妨時時「咬」東西吃。莊博士說：「吃東西的時候，最重要的地方是盡量慢慢地咀嚼，記得緊閉嘴唇，將人中伸直，勤動左右

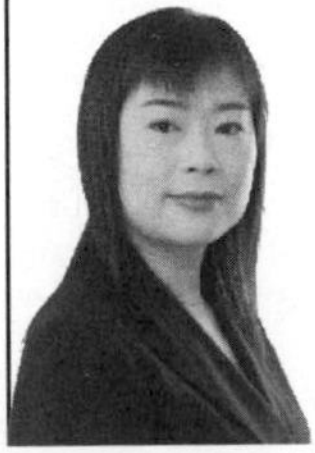

兩邊的臼齒，要活動到耳根下面，讓上下顎部有充分的運動才是正確的咀嚼法。如此不僅使臉部表情生動，而且能分泌唾液幫助消化，產生脾臟活性化的功能，脾臟是管血液及支配頭部、四肢的重要器官。皺紋多或是容易有皺紋的人，用這樣的咀嚼法最恰當不過了。」

四、什麼是原味與單味食物？

前面曾提到什麼時候應吃單味的食物，但原味與單味的食物要如何分別呢？簡單而言，吃原味的食物就是吃食物原來的味道，不加添任何調味料、沙拉、蕃茄醬等，而吃單味的食物就是吃單一味道的食物，舉例來說，就是吃甜的時候只吃甜，吃鹹的時候只吃鹹的，兩種以上的味道不可混合吃。

駝背體型的人一定要吃單味食物，因為這類型的人神經容易不安定，一旦各種口味的食物混著吃，會促成神經發生混亂的情形。

莊博士常強調取之自然，用之自然，大自然賦予我們各種食物的來源，每一種食物都有它獨特的味道，吃食物的「原味」有助於健康。但是中國人在烹飪料理上，講究「色香味」俱全，時常在烹飪時，加添了不少的調味料，反而把原味給蓋住了，所以莊博士建議大家盡量少用調味料。

台灣因氣喘病過世的人很多，而氣喘病的主要原因之一，是「糖醋」造成的，對神經衰弱的人來說，「糖醋」就是他的「隱形殺手」。中國菜的做法，最常見的就是「紅燒」和「糖醋」，這兩種烹飪做法，就是糖加醬油、糖加醬油和醋，這樣將調味料混合食物，卻是犯了健康的大忌。

胃在運作的時候，對單一口味最容易吸收，也不會造成吸收神經的混淆，無論甜加酸、鹹加酸都是干擾神經，造成錯誤的吸收，十分容易促使神經性疾病的發生。

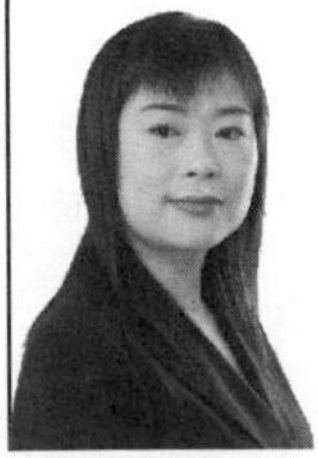

五、可以冷熱混吃嗎？

在日常生活裡，由於忙碌的腳步常常讓我們有冷熱混吃的機會，如果不去注意這種習慣，很可能會釀成大病，自己卻毫無所知。

冷熱混吃對人體是一種殘害的吃法，會影響橫隔膜的運作，干擾了胃神經，降低了消化能力，於是產生容易疲勞的症狀，更會種下神經性疾病的病因。

莊博士認為喝飲料的時候，冷的就是冷的，熱的就是熱的。千萬不可在熱開水中加入冰塊，要有耐性等或設法攪拌使熱水冷卻下來。喝冰飲料也是如此，如果不想喝太冰，也不可加熱開水進去，也要有耐心地等待。

尤其有嬰兒的家庭在沖泡牛奶時，不可因為嬰兒等不及哭鬧起來，而臨時將已沖泡好的熱牛奶又加些冰水，讓牛奶溫一點，好餵嬰兒喝，這是一個很不好的習慣。

此外，有些人在喝熱咖啡的時候，常從冰箱裡拿出冰奶精，和咖啡摻雜在一起，這也是冷熱混合的一個例子，對身體非常不好；又如吃熱辣咖哩飯時喝冰水更是糟糕。

還有些地方是我們常忽略的，一些食物和調味料本身屬性有冷有熱，也不可混著吃，如太白粉屬涼性，胡椒、辣椒、薑屬熱性，炒菜時如果加薑又加太白粉，就會擾亂神經了。

六、食不語

古諺說；「食不語，寢不言。」

吃飯時不要講話，為什麼？有很多人一定認為：吃飯時快樂的聊天一定很

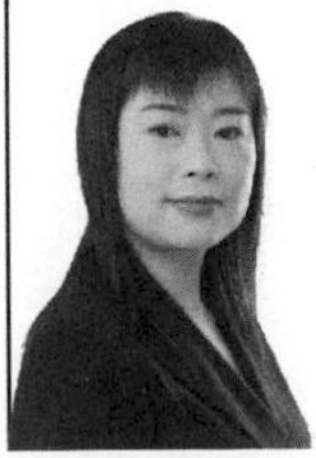

有意思，可是一邊講話一邊吃，空氣與食物一起混入胃中，便是產生脹氣的原因之一。本來津津有味的食物，卻由於講話把脹氣帶入胃中，豈不是太遺憾了嗎？而且如果是邊講話邊吃飯就不可能好好的咀嚼食物，若因而產生消化不良的現象就更得不償失了！

七、悠閒看報

早餐後的十至十五分鐘，悠閒的看報是很需要的，電視的新聞報導也可以，只要心情放鬆。

若有多餘的時間，就無力地靠在沙發內或長時間的看電視將會出現反效果。吃下去的食物應完全消化之後，再懷著愉快的心情去上班、上學，如此一整天就能精神奕奕地吸收知識，工作能力就更旺盛。

八、午餐前妳就疲倦了嗎？

早餐吃得很好，也吃得很飽，可是到了中午十一點左右，就有點不自在，工作的效率也低落，要是如此就表示疲倦來了，而且來得太早了。

在這個時候先吃中飯，對身體不太好，吃中飯以前，總是要有五至十分鐘來放鬆自己。上午工作已經使腦神經緊張了，若沒有消除緊張、放鬆神經就吃飯，胃的活動力就不活潑，於是食物就不可能充分的消化，脹氣就容易產生。

也有特別在吃飯以前要休息的體型，那就是所謂的「上腹突出體型」的人，像這種體型的人，總是感覺不自在、很焦急、吃飯的速度很快、食量很多，慌忙的把食物放入胃中，因此胃中的脹氣加上慌忙地送下食物的空氣混合，再加上不完全燃燒的脹氣，那就變成大脹氣，而造成打嗝！當然胃會隨之擴張，這樣的習慣一再循環，結果也許是「潰瘍」在等著妳呢！

相反的，飯後非休息不可的人，是所謂的「下腹突出體型」的人，這種體

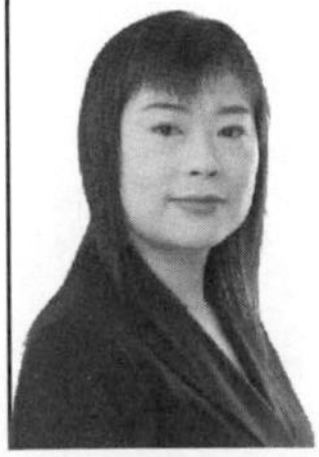

型的人是由於運動不足導致小腸的蠕動力遲緩，腸管容易產生脹氣，因此在飯後要等腸管恢復正常活動，所以必需悠哉的休息。

當然無論是誰，飯前、飯後都有休息的必要，但是大致上來講，會打嗝的人、胃擴張的人需要飯前休息；肚子脹氣有胃酸的人是飯後休息；要弄清楚自己的身體狀態，才能提出最好的自我健康診斷的對策。

九、飯前消除疲勞的指壓與按摩

飯前想把緊張、疲勞消除的放鬆的方法，最簡單、最有效的就是是耳朵的按摩；另外，頭部、手部及腳部的按摩，也都有不錯的效果。耳朵及頭部的按摩，於自我健康診斷章節中已介紹過，現就對手部按摩及腳部按摩做一說明：

手部的指壓

1、右手的拇指和食指，用力指壓左手的虎口；接著再用拇指和其餘四指指壓手掌心，要用力；反之，左手也用同樣的方法，按摩、指壓右手。

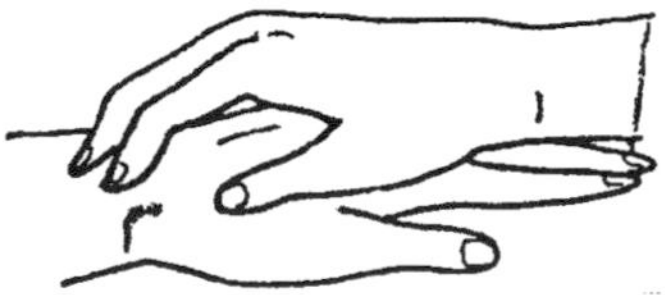

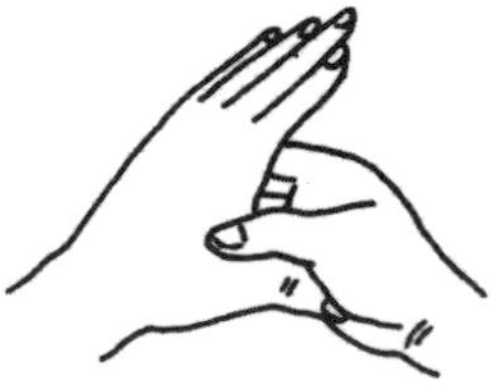

2、用右手手指由左手手腕關節上三指處，順勢按摩下來至指尖處，並指壓一下指尖，手指要用力；左手對右手的按摩亦然，左、右各做十二次。

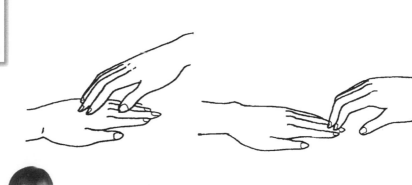

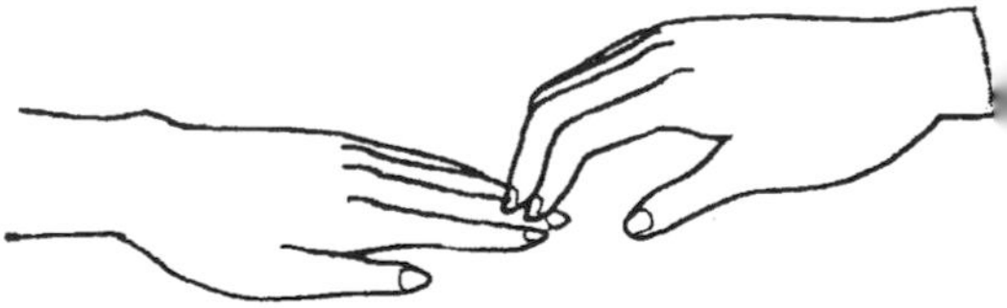

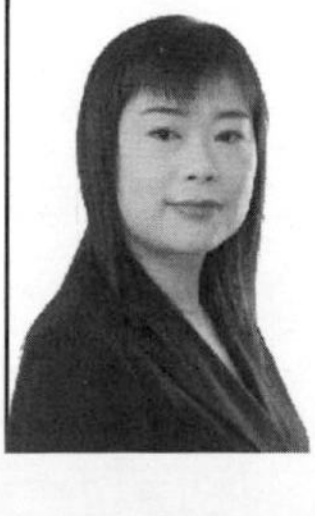

腳部的按摩

常用手按摩腳部頸處和腳心，對神經的恢復有宏效；容易疲勞的人不妨多做此項簡單的運動。

由頭到腳做適當的按摩，可以刺激末稍神經，有助於思考，更可以澈底消除疲勞、恢復正常的工作能力。

十、晚餐要吃的少，不吃更好

通常，我們都在晚間才有豐富的菜餚可吃，早上吃得簡單或不吃，中午就吃昨晚的剩菜剩飯！這是一個不好的習慣，一定要改過來，將最豐盛的菜拿到早上吃，中餐次之，晚餐一定要少，如果早餐、中餐份量及養分足夠的話，晚餐最好不要吃，以讓腸胃得以充分休息。

尤其是睡不好、無法熟睡的人、說夢話的人，問題都出在晚餐之上；這樣的人要吃容易消化的食物，譬如雞肉、魚、青菜等，這些食物可以在晚上吃，油膩的東西或難消化的肉類要在早餐吃。以普通的營養學觀點來看，這個問題解決的方法是：在晚餐中，不吃會長時間滯留胃內的食物，也就是指吃容易消化的食物。

十一、減輕腸胃負擔及脹氣的晚餐—蒸粥

為了減輕腸胃的負擔並消除脹氣，晚餐可以吃莊博士特別提倡的蒸粥，並搭配一大盤蔬菜。另外，睡前三小時之內不要再吃任何東西，最好也不要喝水。

蒸粥的做法

以一杯米加七杯水的比例，水份最好改成白蘿蔔、紅蘿蔔或冬瓜榨汁，單

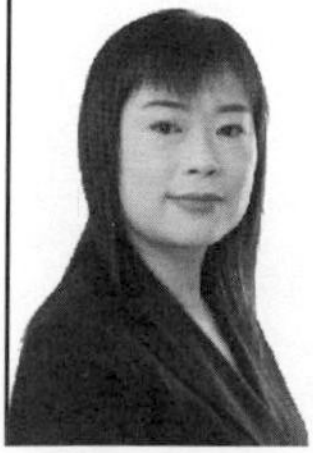

一或混合均可，另加入少許的絞肉、山藥、香菇、小魚、文蛤⋯，材料可任意變換並且剁碎，但不可太多，鹽少量，隔水小火蒸一個小時即可。

今天的疲勞今天消除

莊淑旂博士常說的一句話：「今天疲勞，今天消除。」如果今天的疲勞今天不消除，就會累積疲勞，造成身體的負擔，更容易形成體內器官長瘤致癌。為了擁有一個健康的身體，每天快樂過生活，希望大家響應並且身體力行，不將疲勞留至明天。

倘若您有飲酒、熬夜、吃宵夜的習慣，建議有計畫地戒除，否則失去的是寶貴的健康，得不償失。

莊博士也強調人體與生俱來即有自然的治癒能力，所以一日三餐攝取適合個人體型與症狀的餐食，生活作息正常，以及適當的運動，疲勞將會遠離而去。

童子軍守則之一是「今日事，今日畢。」我們呼籲在自我健康管理上也要做到「今日疲勞，今日消除。」這一項守則，將一天累積的疲倦及壓力，藉由

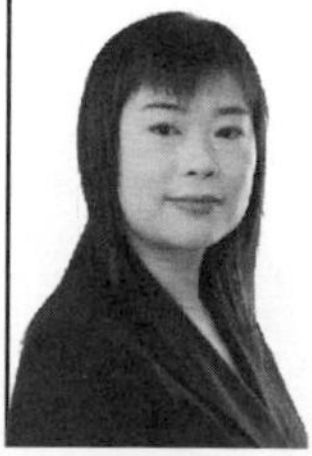

適當的按摩…等，讓自己的健康保持良好的狀態，應是一項值得做的事，有了健康，才有財富、快樂，為了您及您的親朋好友，請推廣這一個觀念。

一、肩胛骨按摩

肩胛骨按摩法分為：肩胛骨按摩、背部脊椎骨按摩以及腋下淋巴線按摩，可以於睡前或飯前來實施，能有效的怯除疲勞。

1 肩胛骨按摩

一隻手側舉，略高於肩膀，手心向後，並略後伸，眼盡量向指尖看，另一隻手繞向後背上舉，手心朝後，上半身略後仰，以指尖用力按壓肩胛骨內側，並沿著骨骼指壓、搓揉按摩而下，左右各做八次。

2 背部脊椎骨按摩

與1相同姿勢，由上順頸部，脊椎骨至尾骨部按摩而下，以左右手各做八次。

3 腋下淋巴線按摩

雙腳並攏，收小腹，上半身略向後仰，大拇指在後半身，四指伸直在前半身，虎口要用力，揉壓幾下，再出腋下按摩到腰部，左右各做八次。

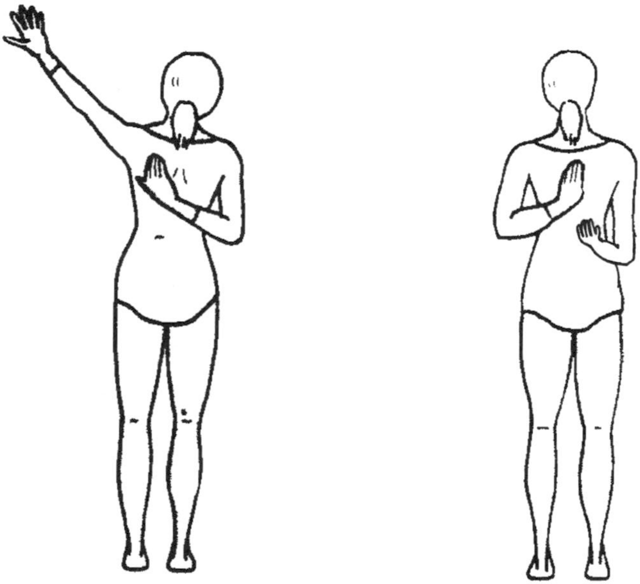

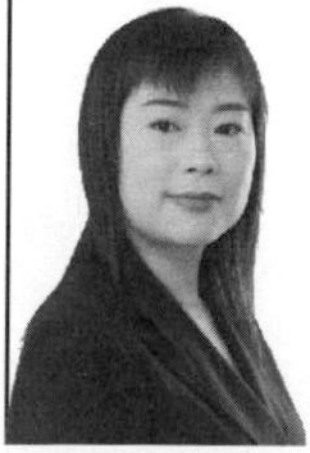

二、米酒薑汁泡腳法

莊博士以前曾碰見過一位病患，她經常感冒，而且每個月幾乎都會感染一次，同時她的鼻子過敏，感冒和鼻子過敏使得她整天頭昏腦脹，精神不濟，背脊經常有寒意，苦不堪言，後來她找到莊博士，莊博士問她是否月經來臨前，就容易感冒，她仔細想了一下，恍然大悟才知道她每回月經來的前一天頭痛，而第二天或第三天就感染上感冒。當時，莊博士教她「米酒薑汁泡腳」的方法，這才解決她長久的病痛。

此外，經常為失眠所苦，或手腳冰冷、腰痠、肩痠、血壓不安定、疲勞難以消除的人，以下的米酒薑汁浸腳法，可以迅速消除疲勞、通氣、調整血壓、溫暖全身，使人熟睡。

莊博士補充說：在米酒加入薑汁，其作用是薑可以調節人體的體溫，特別是皮膚和毛孔之間溫度的調節。而內冷的人，以米酒薑浸腳法可以祛除體內的寒氣。

米酒薑浸腳的做法

(1)將二千四百西西（四瓶）的冷米酒倒入桶內，先浸腳十五至二十分鐘。

(2)將鹽十公克及帶皮磨碎絞出的薑汁一百西西加進浸過腳的酒裡。

(3)加入熱水在酒內，至膝下約十公分的地方，熱度為能忍耐的程度越熱越好，再浸泡雙腳約二十分鐘即可。

桶內用過的酒水不要丟棄，第二天用二千四百西西新的冷米酒先浸泡雙腳約二十分鐘，須加熱水時，將昨天用過的酒水熱一熱，倒入浸過腳的酒水桶裡，另加十公克鹽、薑汁一百西西再浸泡雙腳，方法同前。

浸泡雙腳的時間以睡前為佳，飯前也可以。

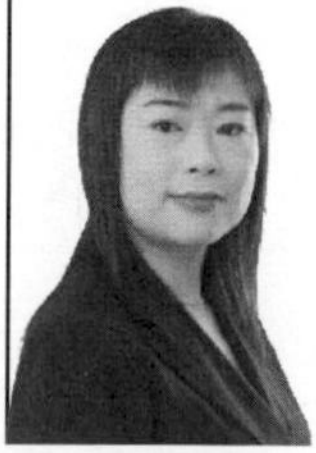

這種米酒、鹽、薑汁混合液，亦適用於兒童和體弱的高齡者發燒痙攣、手腳冰冷或肚痛等急症，方法如下：

(1)取毛巾沾濕加熱的酒水，擰乾後覆裹住病人的手掌和腳掌。

(2)隔著毛巾指壓病人的手腕、手掌和手指以及腳部後跟、腳掌、腳趾。

(3)毛巾冷卻後可更換另一條沾熱酒水的毛巾，直到手和腳的溫度相同為止。

三、舒緩頭部疲勞的「沖腳法」

頭部的疲勞，可以用腳來治療，腳的按摩即是。

按摩腳後筋的地方，如果會酸痛，表示疲勞未消除，須按摩至不酸痛為止。自已按摩的話，不能怕痛，也不能因為怕痛而不確實去做，結果未能達到效果；按摩腳後筋至不痛後，就搓洗周邊的污垢，最後再以熱、冷水相互沖腳，就可去除疲勞。

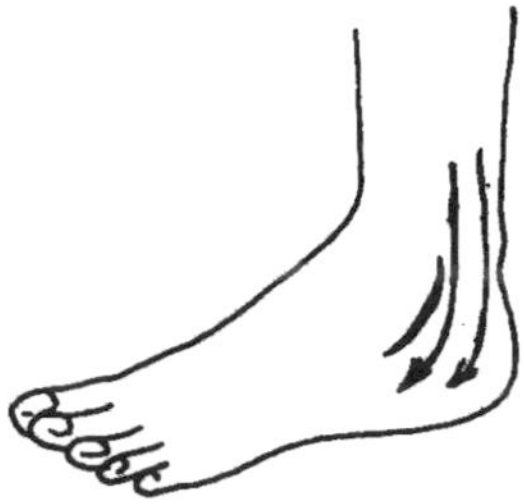

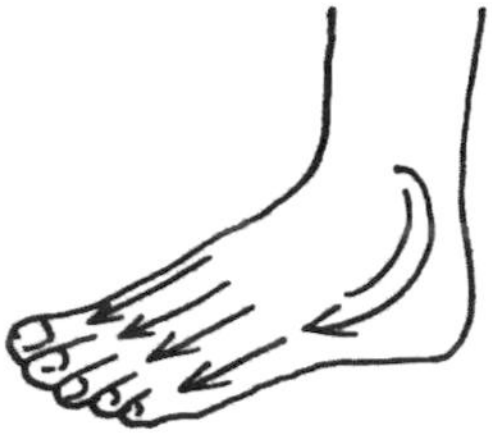

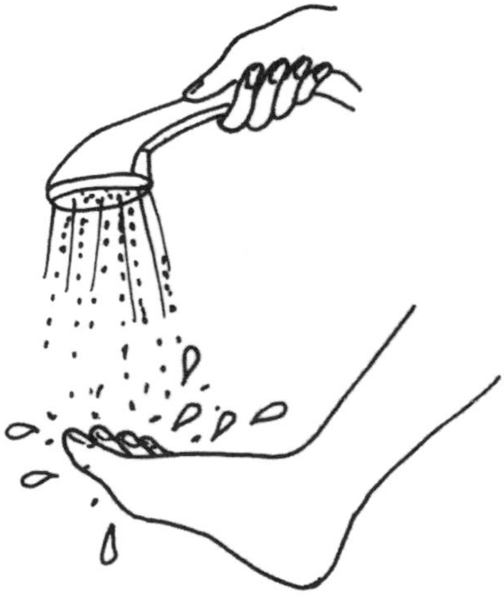

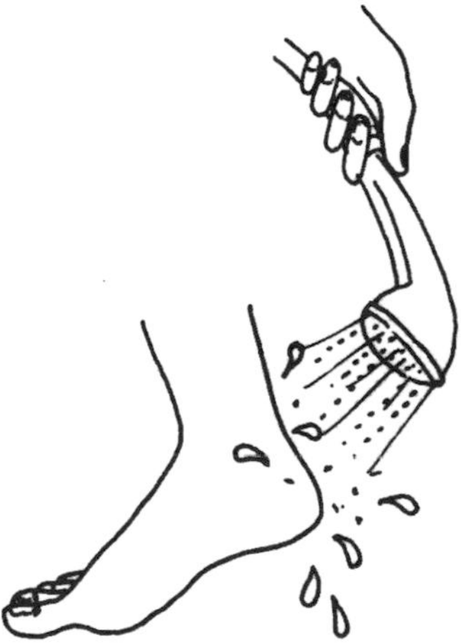

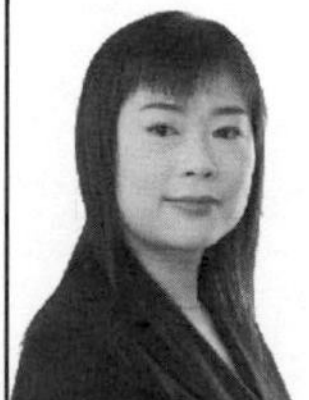

四、清心浴——徹底消除疲勞的入浴法

提到洗澡，莊博士提倡三段式入浴法。在莊博士的自我健康管理法中，最重視的就是吃東西以前要先休息一下，如果在晚餐前先洗澡，然後休息片刻，也就是先消除疲勞再進食。在睡覺前，更需要完全把疲累消除，洗澡即是最好的方法之一。

我們一般人對於洗澡的觀念僅止於清潔身體而已，莊博士卻認為，洗澡是一種全身的運動，如果方法得當，除了達到清潔的目的外，還可活動筋骨，消解疲勞，延續健康的壽命。

在洗澡前，切忌肚子太餓或太飽，晚餐前的洗澡，建議先喝少許高湯或果菜汁，稍作休息再入浴；而飲酒過量千萬不要洗澡，特別是有高血壓的人，避免腦出血的可能性。

腳的體操

洗澡前不妨先做腳的體操，這是袪除疲勞的前奏：

1首先仰臥，兩腳伸直。

2腳跟合併不動，腳尖一前、一後用力伸展的動作重覆八次。

3姿勢同前，兩腳的腳跟、腳尖合併。

4從右側轉八次，再往左側轉八次。

5腳跟合併，腳尖向外盡量迴轉後腳掌合併，重複做八次，再向內迴轉八次。

6腳跟、腳尖合併，膝蓋挺直，吸氣，

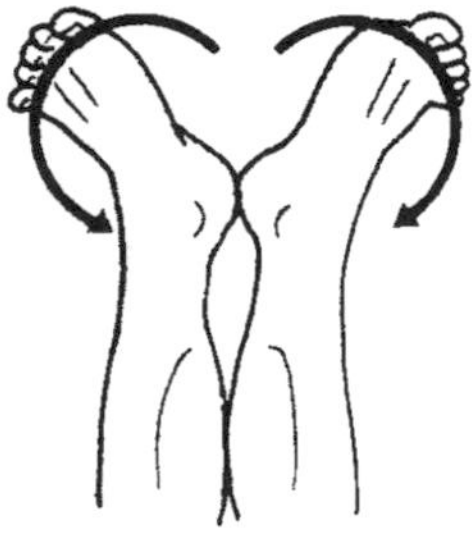

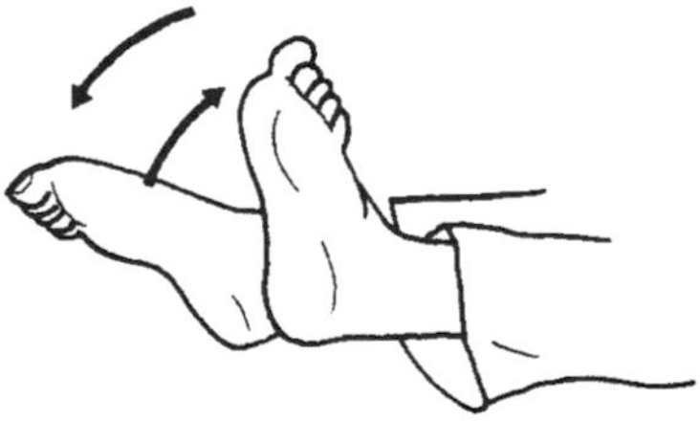

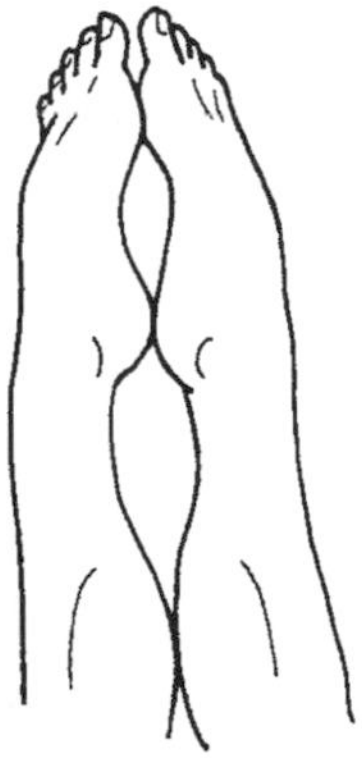

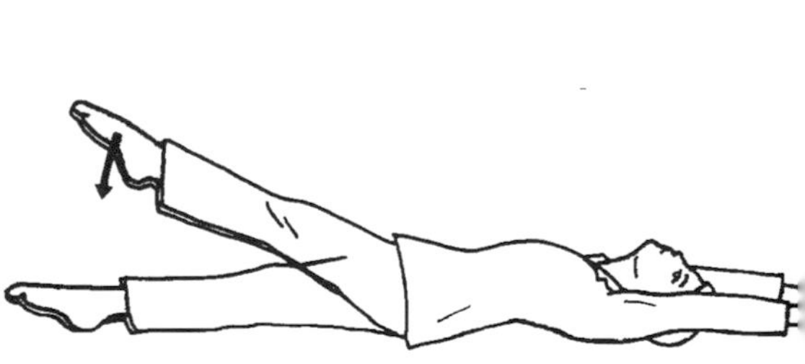

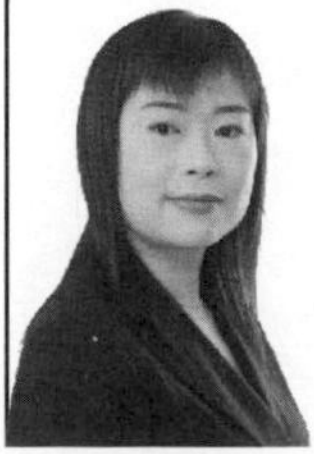

將雙腳抬高約至四十五度，停留約一分鐘，吐氣，慢慢將雙腳放下。重覆做八次。

7 做完腳的體操後，起立再做脖子運動，將脖子左右各轉二、三次。

三段式入浴法

莊博士的三段式入浴法值得任何人去推廣，關於其步驟如下，請參見三段式入浴圖。

1 首先，將趾尖至膝蓋部份移至澡盆內取暖五分鐘，水量最好高過膝蓋五公分左右，這時兩腳可相互以腳跟踩腳趾按摩方式交替來做，上身則需以蓮蓬頭噴水或鋪蓋浴巾禦寒。

2其次，坐下，讓水淹過肚臍三公分，浸泡三分鐘，這時不妨按摩雙眼、耳朵、髮際和頭頂，達到疲勞消失的功效。

3最後，取下浴巾，全身坐入浴缸，讓水淹到肩膀，取暖二分鐘，同時可按摩腳部。

洗澡時，不要忽略好好地洗腳，特別是腳板心邊清洗邊指壓，可以刺激末梢神經，不但消除疲勞，也可預防香港腳。

利用三段式入浴法清洗身體時，盡量不使用香皂，改用絲瓜等粗糙的東西擦抹肌膚，脫除污垢，因為有些香皂含有碳酸鈉與苛性鈉，可能引起濕疹類皮膚病，一些皮膚過敏的人更應該避免使用。洗澡的時間不宜過久，謹記在發汗前要離開浴缸。

如果遇有出血中，拉肚子或其他醫師囑咐禁止入浴的，就應該暫止入浴。

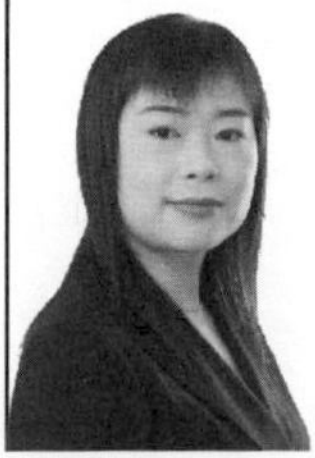

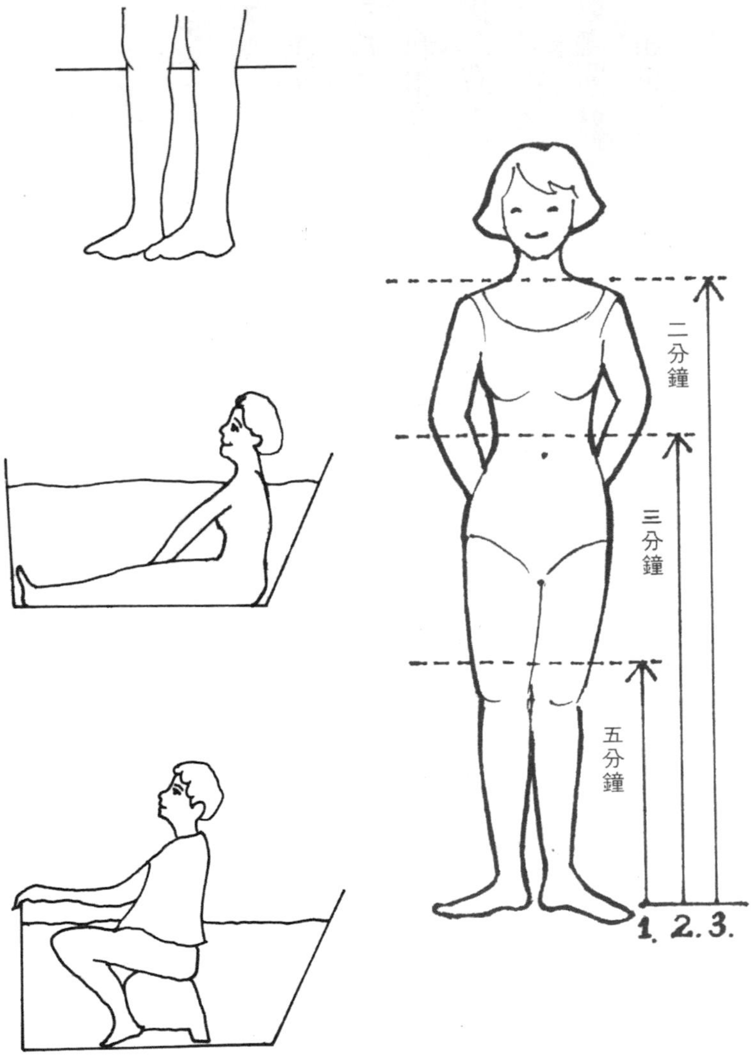

二分鐘
三分鐘
五分鐘
1. 2. 3.

五、睡前消除疲勞的體操

有習慣性失眠的人，也許應考慮改掉宵夜的習慣，或許從此就不再失眠了！

睡前散步也是改善失眠的方法，但夜間散步女性不免害怕，而冬夜散步又太過寒冷，為了能睡好覺，在床上或房間做做體操倒不失為一個好方法。介紹一種能將神經放鬆、使之能熟睡、對失眠症很好的宇宙操：

1 手執宇宙巾的兩側，雙手舉高伸直，挺直身體，用足的外側站立。

2 改以足的內側站立，膝蓋彎曲，身體向後彎。

3 最後用腳尖站立，慢慢地彎曲膝蓋，臀部碰到腳跟後做一深呼吸，再漸漸站立，如此反覆的做幾次。

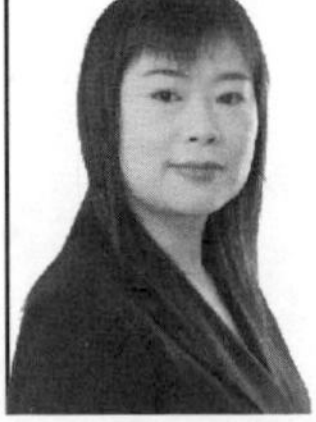

六、失眠也不要用藥

相信一定有不少這樣的人：「啊！今夜又失眠了。」卻又不知道如何是好。尤其是更年期的女性，因內分泌的影響，失眠的狀況更為嚴重。

其實，既然睡不著，不妨起來散散步或看看書，總要將氣氛轉換一下。想靠自己的努力從失眠的恐懼中脫離，心理要存著：「沒關係，想睡時再睡！」的想法，若想想「失眠的時刻，正是我養成好實力的時候！」這樣的失眠也是一件好事。

也有人只睡兩小時就睡足了，千萬不要藉藥物來麻醉自己而進入夢鄉，安眠藥、鎮定劑、神經安定劑等，都不能使用，一但落入藥的陷阱，用量越來越多的時候，副作用就產生了，如：便秘、脹氣與精力衰退……等。

其實，只要妳能了解更年期心理及生理上即將有的變化，徹底做好生活及飲食上的管理，再搭配能夠預防及改善更年期綜合症的天然食療法，相信每個女性都能把握住人生最後一次的生理轉機，健康、愉快的渡過更年期！

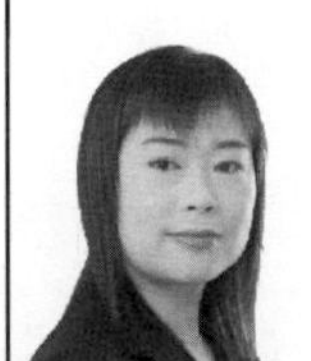

附錄

內臟下垂體型體質改善法

一、日常生活

1 綁「腹帶」（將內臟「托」回原位、並「保溫」腹部）。
2 力行「飯前按摩」（參考防癌宇宙操VCD）。
3 用「三段式入浴法」洗澡。
4 注意「足部」保暖。
5 每天做「宇宙操」（參考防癌宇宙操VCD）

二、飲食生活

1 宜採取「少量多次」的方式來「進食」、「飲水」。

2 「忌食」酸性、生冷、寒性、及「水份多」的食物；「多攝取」刺激性的、脂肪多的魚、肉類和甜的東西。

3 「水份」須嚴格控制：

A 一日攝取水的份量─體重每一公斤一日只能攝取十五西西的水份。（注意：此份量包括喝湯、飲料、果汁、炒菜的湯汁、以及吃水果時所攝取的水份在內）

B 每一次喝水的份量─每次喝水，以一百西西為限。

C 喝水的方式及時間─應以小口、小口的方式慢慢的喝，且每次攝取水份，須間隔四十分鐘以上。

三、莊老師「仙杜康」及「仕女寶」體質改善法

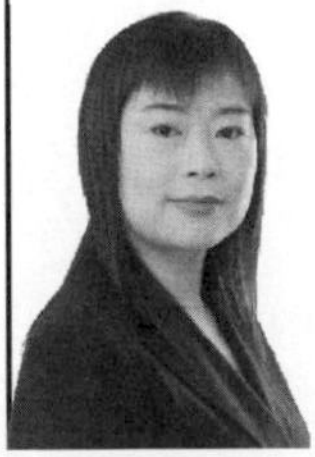

1 仙杜康：以仙杜康當做主食或當飯吃，每日食用三至六包至少連續食用三個月，並配合做生活上的改善，以期能夠完全的改善的體質。

2 利用「仙杜康」施行「消除便秘方」來改善因「腸子無力」而引起的便秘。

3 每月生理期開始的第一天連續服用「仕女寶」五日，並以正確的生活方式來渡過生理日，以期有效的來調節內分泌及賀爾蒙。

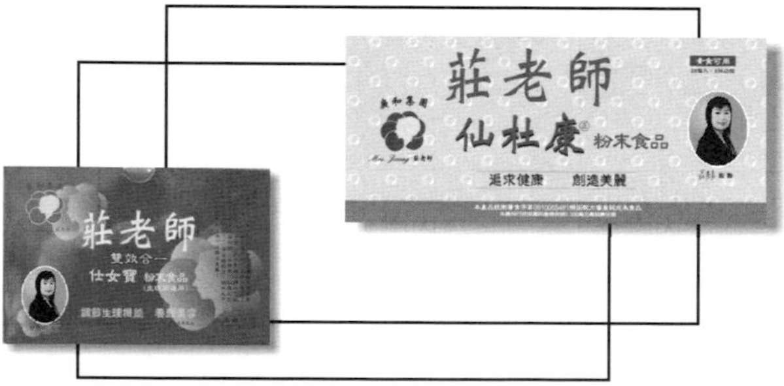

四、應避免事項

1 不提重物。

2 禁止「暴飲暴食」。

3 避免「長時間站立」。

4 不吃宵夜。

5 不站著吃東西或喝水。

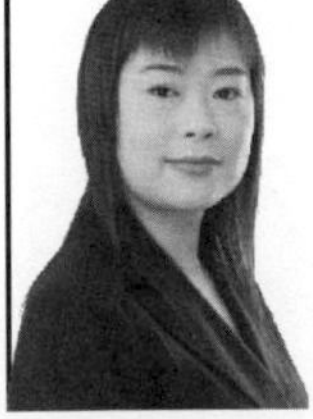

鼻子過敏、扁桃炎、氣喘等上呼吸器官弱者之對策

A、飲食改善

1 嚴禁飲用「陰陽水」。

2 不可「吃飽睡」。

3 要均衡飲食不可偏食。

方法：將各種蔬菜、魚類、肉類、蛋類切碎，混於米飯中，做成「菜飯」，但蔬菜要是其他食物的二倍；正餐以外禁止零食。

4 要「單味飲食」，甜、鹹不要混合吃，避免吃醬油滷的食物。

5 不吃竹筍、金針等食物。

6 烤焦的食物（如烤麵包、烤魚、烤肉）、辛辣刺激類、含防腐劑（如肉鬆、香腸、漢堡）的食物均不可吃。

B、生活及運動改善法

1 做宇宙操：一定要去戶外，接受大自然給我們的無限力量，走路要按正確的方法；抬頭挺胸，縮小腹，大腿內側用力，走一直線，手貼臀部，用力向後擺振，自然往前（前三後四），每天早晨利用三〇~四〇分鐘，至戶外散步，可赤腳踩草地，樹根，並做宇宙操（可參考VCD）。

2 合掌法：每日早晨一醒來，尚未活動前，須先做合掌法。

3 肩胛骨按摩：每晚睡前須做肩胛骨按摩，徹底將肩胛骨兩側、脊椎骨兩側以及腋下淋巴腺的疲勞消除後，才可睡覺。

4 米酒浸足：可於睡前用米酒、薑汁浸足，將全身氣血打通，並將疲勞消除除（第一個月請連續做十天，第二個月以後，每個月連續泡五天，請持續一年）。

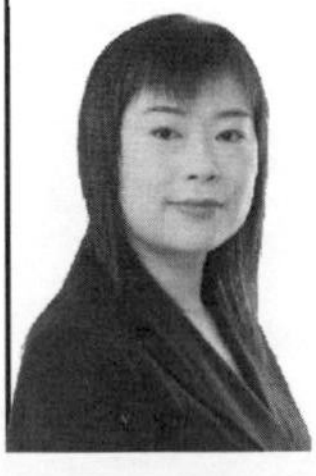

C、保健食品的吃法

1「莊老師喜寶」用以強化上呼吸器官抵抗力。（一日量）每日3粒，於三餐飯前各服一粒。

2「仙杜康」用以調整腸胃，幫助消化。（一日量）每日食用六至九包的仙杜康，分三次於飯前直接服用。

坐月子的重要性

坐月子是女性健康的一個轉捩點，可以說，只要懂得把握坐月子改變體質的好機會，採用正確的坐月子方法，就有機會讓女人越生越健康，越生越美麗。相反的，如果不用正確的方法好好坐月子，就有可能生了一胎老了十歲，生了一胎就變成歐巴桑的體型、歐巴桑的體力、骨質疏鬆、鈣質流失，花容失色，甚至會提早更年期！

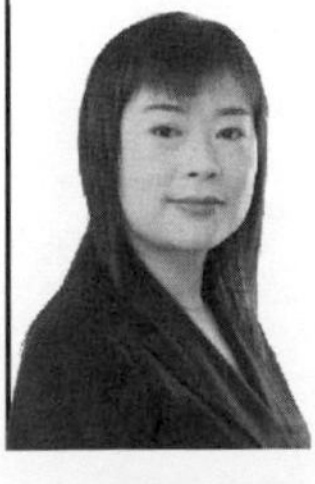

如何做好月子—做好月子的三大要領：

第一、坐月子的飲食方式要正確(60%)

特別提醒準媽媽，坐月子期間須嚴格遵守飲食第一大原則：即〝滴水不沾〞，所有料理的湯頭以及喝的水分均須以「米精露」或「廣和坐月子水」來烹調，而坐月子期間所有吃跟喝的食物內容與製作方法也跟一般期間的飲食完全不同，這個部分在『坐月子要項評分表』裡面，分數佔了60分，是坐月子的三大要領中，最重要的一項。換句話說，即使妳花了很多的錢請人幫妳帶孩子，甚至到專業的坐月子中心去坐月子，然而只要在飲食方面沒有好好遵守的話，坐月子的效果仍然會非常不理想，由此可知坐月子期間飲食的重要性！

第二、坐月子的生活方式要正確（20%）

坐月子期間需要遵守正確的生活守則，比如說：坐月子期間不能洗頭，就請一定遵守30天不洗頭，但要用正確的方法來清潔頭皮，否則容易堵塞頭皮毛細孔而產生不好的作用，又比如：坐月子期間的室溫須維持在25-28度之間，所以夏天坐月子，就必須要開空調，但卻要注意不可以吹到風！所以一定要想辦法將空調的風完全擋住，不可對著產婦吹，而且產婦須穿長褲、長袖、戴帽子、手套、圍巾，並且穿襪子來擋風！千萬不可道聽塗說，不去真正完全瞭解正確的坐月子生活守則，結果苦了自己，月子一樣做不好！

坐月子要項評分表

坐月子期間飲食	60分
坐月子生活方式	20分
坐月子安靜休養	20分
合計	100分

第三、產婦要有充分安靜的休養（20%）

產婦每天一定要安靜睡上8-10個小時，而一般會影響到產婦安靜休養的，就是剛出生的小貝比，所以要提醒準媽媽們，要在懷孕期間就先安排好產後坐月子30-40天，全職照顧小貝比的人手。

以上三點如果都能做到的話，不論妳在哪裡坐月子，都一定能將月子做的很好，相反的，如果其中有一項或二項無法做到，就算花了再多的錢，比如說到月子中心，或者是請了再多的人手來幫忙坐月子，一樣無法將月子做好！

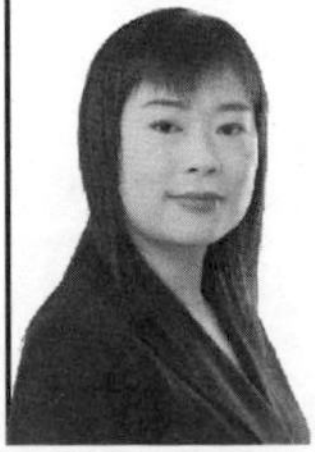

在家輕鬆把月子做好的方法

一、選擇在家坐月子

二、選擇「廣和」全套的專業坐月子系列：

方案一：只要先跟「廣和」購齊整套的坐月子系列產品，包含：「廣和坐月子水」五箱、「莊老師胡麻油」三瓶、「莊老師仙杜康」六盒、「莊老師婦寶」四盒及「莊老師養要康」一盒，坐月子的時候，只要請家人按照「如何養胎與坐月子」一書並使用「廣和坐月子水」及「莊老師胡麻油」製作餐點，產婦同時再配合服用「莊老師仙杜康」、「莊老師婦寶」及「莊老師養要康」，並全程綁「莊老師束腹帶」，就可讓坐月子飲食的60分輕鬆到手。

方案二：可以選擇源於台灣、享譽中、美，並且口碑廣佈的「廣和月子餐外送服務」，坐月子的時候只要負責吃跟喝「廣和」送來的專業餐點，還要負責不偷吃、不偷喝其他任何東西，這樣更可以輕輕鬆鬆的拿到坐月子飲食的60分！

三、熟讀『如何養胎與坐月子』一書：

於懷孕期間就熟讀『如何養胎與坐月子』中的坐月子生活注意事項，有問題就打電話到廣和客服專線詢問（0800-666-620），坐月子期間產婦在家 頭自行遵守坐月子生活守則，這樣又可以輕鬆將坐月子生活正確的20分拿到手！

四、安排坐月子期間專職褓母：

至少於產前二個月就先決定好坐月子期間到家中全職照顧小貝比的人手，而最佳的人選為媽媽、婆婆、姊妹、鄰居或專業褓母，如果實在找不到人的話，不妨跟準爸爸來協商，只要準爸爸事先學習如何幫小貝比洗澡（因為產婦是不能幫小貝比洗澡的），於坐月子期間，白天可以母嬰同室，產婦練習側躺

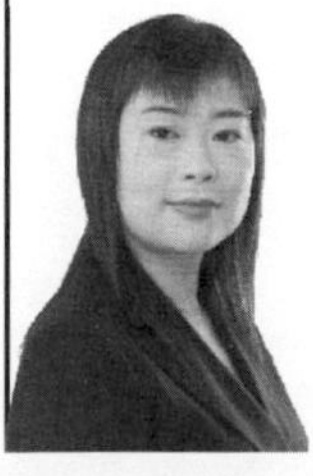

著餵母奶及側身來換尿布，晚上則預先把母奶擠出，小貝比與新手爸爸跟產婦分開房間來睡，這樣才能讓產婦有8-10個小時充分安靜的睡眠，而晚上就由新手爸爸來餵奶及換尿布，如果母奶不夠的話可以再補充奶粉。

只要按照以上的方法來做的話，相信每個人都能夠輕輕鬆鬆在家　就把月子做的非常好！

廣和月子餐外送服務

『廣和月子餐外送服務』是將產婦一天所需要的飲食內容，包括主食、點心、蔬菜、水果、飲料、以及藥膳，全部按莊淑旂博士獨創、有效的坐月子理論，並以專業的方式，全程使用「廣和坐月子水」調理好餐點，每天由專人配送到產婦家中、醫院或坐月子中心，一天一次，全年無休，讓產婦輕輕鬆鬆就能正確的做好月子。

一、方法：

完全依照莊淑旂博士的理論調配專業套餐，一日五餐，不論您在醫院、坐月子中心或家中，每天配送一次，全年無休。

二、價格：

一日2200元（含運費、材料費及工本費，但不含仙杜康及婦寶），一次訂

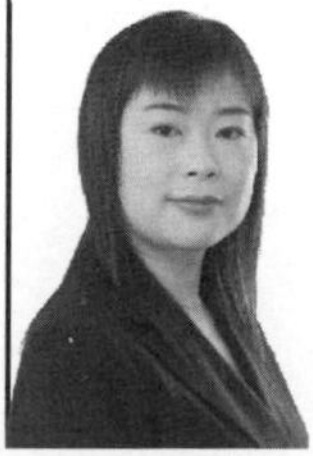

滿卅天（自然產者）優惠價56000元（省10000元！），一次訂滿四十天者（剖腹產及小產）優惠價73000元（省15000元！）。

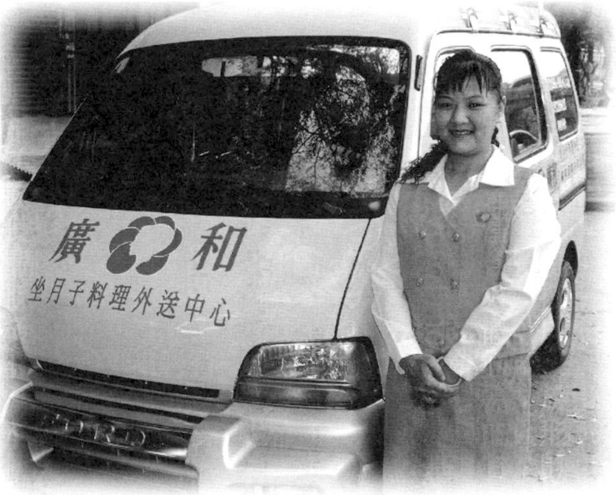

廣和集團簡介

廣和集團源於享譽中、日的防癌之母莊淑旂博士。集團旗下包括：廣和坐月子生技股份有限公司、廣和駿杰有限公司、廣和惠如有限公司、廣和堂國際食品有限公司⋯⋯等企業，經營宗旨是增進全民健康。

莊博士推廣全民健康自我管理及防癌宇宙操四十多年，她的防癌宇宙操、養胎及坐月子的方法、醫食同源的飲食理論，一直被廣為流傳。

莊博士不僅自己全身心投入健康事業，莊博士的愛女莊壽美老師與外孫女章惠如老師，也都潛心在不同的健康事業領域中。

莊壽美老師是廣和國際有限公司及廣和出版社負責人。早年莊壽美老師就跟隨母親莊淑旂博士巡迴世界各地推廣防癌、防老及中國式自我健康管理法等觀念，並著有多本有關健康的書籍。

章惠如老師是莊壽美的長女，長期協助母親推廣全民健康自我保健的概

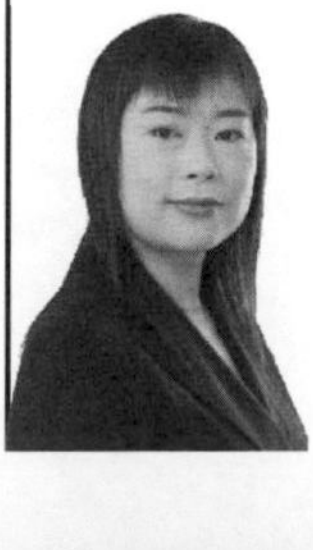

念。並親身體驗了莊淑旂博士獨特有效的養胎與坐月子的方法，生下雙胞胎，得到了驚人的效果，同時也積累了寶貴的親身體會的經驗。由於章老師的體質得到了很大程度的改善，並告別了產後肥胖症，因此將整套完整的獨門料理，首創推出「廣和坐月子料理外送服務」，多年來得到了台灣各界人士的熱烈好評。

一九九六年起，廣和正式在台灣北區展開服務，到一九九九年時，已經在全台建立了服務網絡。二〇〇一年開始走向企業化、制度化的經營，在北、中、南的重要城市都設置了中央廚房。每個中央廚房皆有完善的設備及清潔舒適的環境，而每一位料理師傅都經過了總公司專業的訓練，全程皆以廣和獨創的「廣和坐月子水」來料理餐點，讓消費者吃得安心又健康。目前台灣各中央廚房皆擁有完整的專業料理師與送餐車隊，為所有產婦提供最專業快速的服務。

莊淑旂博士的坐月子飲食理論，已經被台灣各界知名人士所接受並採用。其中包括年代主播張雅琴、東森主播盧秀芳，三立主播敖國珠、中天主播吳中純等多位新聞主播、民意代表、知名主持人與藝人，在採用了廣和坐月子飲食及服務後，都能夠在產後順利恢復體質及體型。

二○○三年起，廣和集團開始進行全球網絡的建設，在上半年的時間裡，已成功地進入了北美洲市場，在美國洛杉磯順利完成了廣和健康管理機構的開設與推廣。在四月份，莊壽美老師與章惠如老師，親自赴美國洛杉磯舉辦多場大型媽媽教室講座，並接受了當地各種媒體的專訪，包括美國有線電視KSCI晚間新聞專題訪問《養胎及坐月子方法》。洛杉磯Channel 18《TEA TIME》節目專訪《婦女保健及坐月子方法》以及其他平面媒體，皆進行了深入的報導。

二○○三年下半年裡，廣和除了繼續推動北美洲市場的開拓外，更積極地

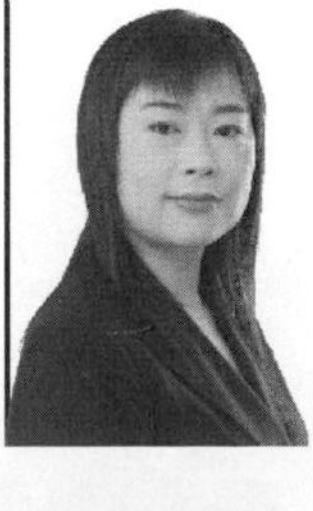

拓展了中國大陸市場。

展望未來，廣和集團將不斷地努力拓展全球各地市場，還將推出其他的養生餐點，繼續更好的服務予全球客戶。讓全世界的產婦都能運用莊淑旂博士的坐月子養生理論，在恢復身體體質的同時，也能恢復產前的體型。廣和的遠景目標是將廣和建設成為全球最專業的坐月子料理食品集團。讓所有的婦女都能生出健康、生出美麗。

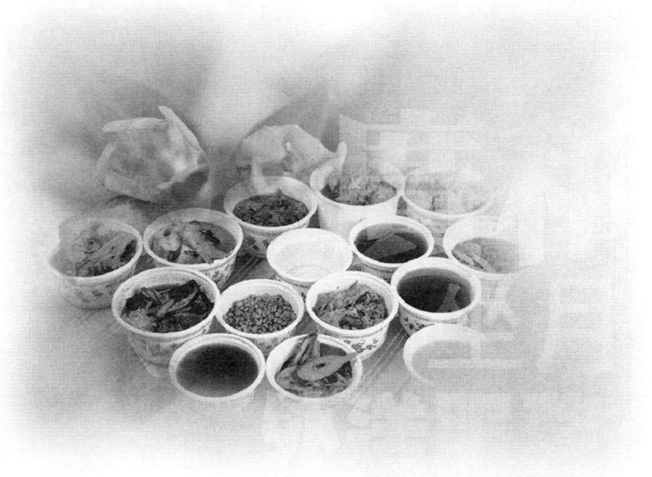

廣和坐月子水

產婦只要喝下一滴水，就容易變成大肚子的女人！意思是說：水和其他飲料（尤其是冷飲），會對坐月子期間產婦的新陳代謝產生不良的作用，因為產後全身細胞呈現鬆弛狀態，此時若喝下過多的水分，質量重的水分子進入體內，水分子會擴散，便會破壞了產婦細胞收縮的本能而造成了「水桶肚」、「水桶腰」，並易造成「內臟下垂」的體型，所以坐月子期間所有的料理，包含飲料、蔬菜、藥膳，甚至薏仁飯，均應以「廣和坐月子水」做全程的料理。

「廣和坐月子水」是以台灣最優質的蓬萊米釀造成優質的米酒之後利用生物科技的高科技技術，將米

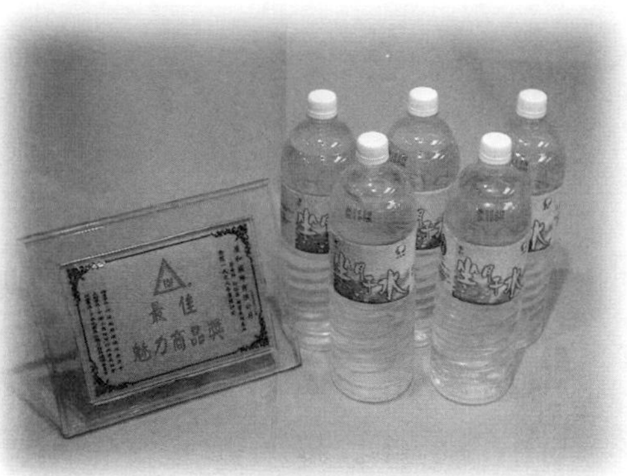

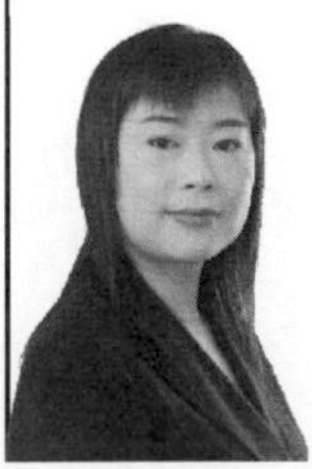

酒濃縮萃取並提煉出米酒的精華露，可幫助人體細胞吸收及代謝，不會破壞細胞收縮的本能，更不會對內臟造成負擔！其中更加入了廣和獨家天然的中藥成分，能促進新陳代謝及調整體質。

眾多名人的使用 廣大消費者的肯定

『廣和月子餐外送服務』自2000年起全面使用『廣和坐月子水』料理所有餐點，在台灣已榮獲數十萬產婦的使用與肯定，包括眾多知名主播、藝人及各界知名人士，例如：年代新聞主播張雅琴、廖筱君、TVBS主播蘇宗怡、王雅麗、張恆芝、詹怡宜；TVBS新聞中心副主任包傑生的夫人陳春菊；東森主播盧秀芳；SETN周慧婷、李天怡、敖國珠；民視姚怡萱、鄒淑霞；中天吳中純、周幼群；前民視主播羅貴玉；蔣孝嚴之女章惠蘭、市議員何淑萍，知名藝人林葉亭、賈永婕、佘皓然、金智娟、王彩樺、童愛玲、邢靜媛、林佩君、李淑禎、蘇億菁、俞小凡；劉亮佐的夫人陳瑾、蘇炳憲的夫人趙世華、屈中恆的夫人童秀娟、林郁順(黑面)的夫人張文品、龍君兒的女兒郝質穎、侯昌明的夫人曾雅蘭；商業週刊發行人金惟純的夫人高小晴、成豐婦產科院長林永豐的夫人連鳳珠、黃平洋的夫人羅書華以及眾多金融界、教育界、律師、醫師‥等使用「廣和坐月子水」來坐月子，都已獲得相當驚人的印證。『廣和』以不惜成本的時間和金錢來製作『廣和坐月子水』，始終以『服務心、關懷心』為宗旨，我們的用心，絕對讓您放心。

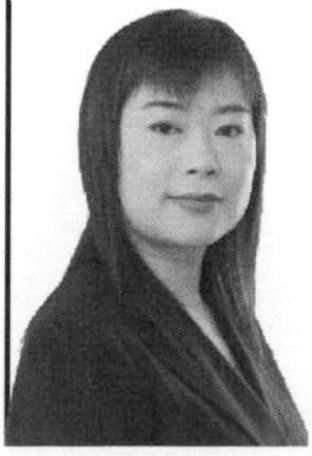

更年期聖品——莊老師更女寶

「莊老師更女寶」是廣和集團專為更年期的婦女設計出的天然食品，內含多種營養成分，經過科學配製及生物科技技術研發而成，每盒40包、為20天量，粉末狀，添加香草口味，方便攜帶，為更年期婦女最佳之天然養生食品。

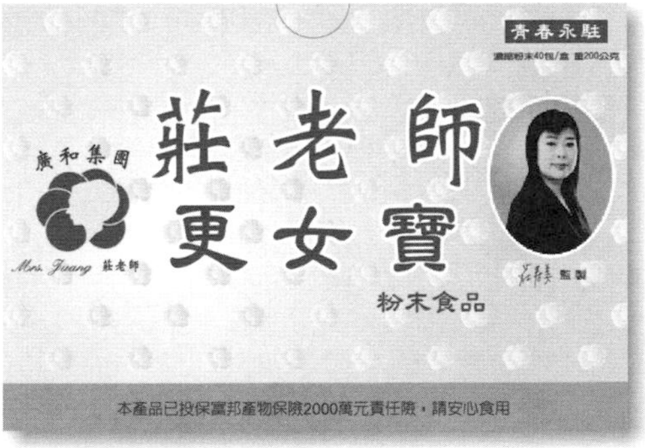

生理期聖品——莊老師仕女寶

「莊老師仕女寶」是專為生理期的婦女設計雙效合一的天然養生保健食品，內含婦寶十五包及養要康十五包，為生理期五日量，為了方便上班族的女性使用，特別將內包裝設計為長條狀以方便攜帶及服用，可以調節生理機能及養顏美容，是生理期女性必備的天然養生食品。

A【莊老師婦寶】：以特殊栽培、細心管理的薏苡種實為主要原料，配合高品質的珍珠粉、米胚芽萃取物（谷維素；r-Oryzanol）、大豆萃取物（大豆異黃酮；Isoflavone）、小麥胚芽粉末（維生素E）以及蛋殼萃取物、特級山楂、精選山藥、薑⋯⋯等精心製造的天然食品，並特別添加琉璃苣油粉末（Borage），一般

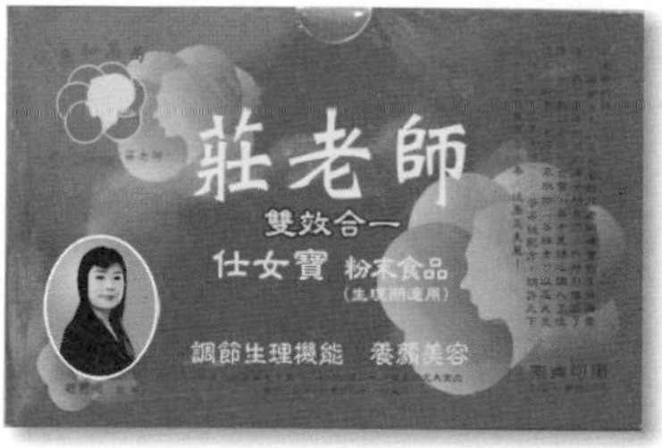

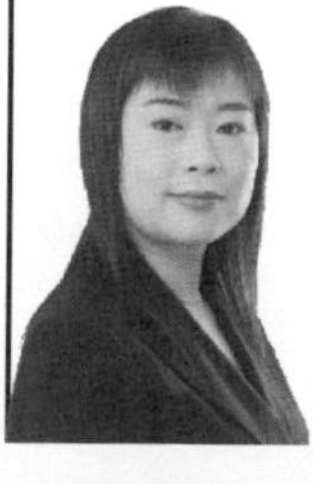

人適用，尤其推薦有生理痛、生理不順的婦女，於生理期間服用。

B【莊老師養要康】：以杜仲為主要原料，配合高品質的白鶴靈芝、天然甲殼素、鯊魚軟骨粉末……等精心製造的天然食品，一般人適用，尤其推薦生理期的婦女與常感腰酸者使用。

孕婦養胎聖品—莊老師喜寶

『莊老師喜寶』是廣和集團經過多年潛心研製，並得到眾多消費者認可的孕婦理想保胎食品。內含冬蟲夏草、珍珠粉、果寡糖、孢子型乳酸菌等天然成分；無論是懷孕或是產後，這段期間的婦女除了需要充分的休息來補充精神，更需要考慮胎（嬰）兒來自母親的養分所須。『莊老師喜寶』的天然成分含有豐富的鈣質及蛋白質，特別適合孕婦以及胎兒對鈣質的吸收，對於更年期的婦女朋友，『莊老師喜寶』也能提供所須的營養補給。

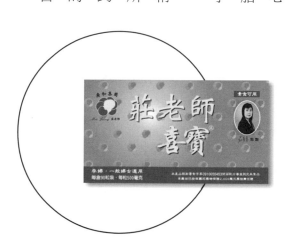

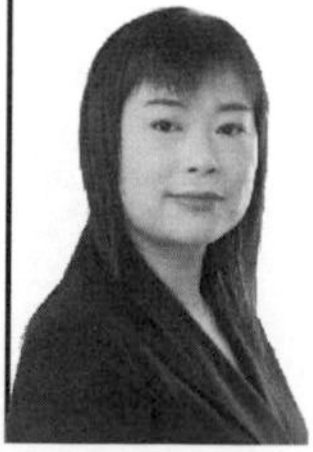

附註：

1 『莊老師喜寶』於婦女懷孕期間每日三粒，飯前各服一粒。產婦及更年期婦女每日早晚各服兩粒。

2 『莊老師喜寶』採膠囊包裝，為純天然的食品，每盒九十粒，對膠囊不適者可拔除膠囊服用，婦女於懷孕期間須連續服用十盒，以補充媽媽、寶寶流失與不足的鈣質及養分。

嬰幼兒聖品—莊老師幼儿寶

「莊老師幼儿寶」是專為嬰、幼兒設計的天然養生保健食品，內含珍貴的冬蟲夏草、珍珠粉並輔之以乳鐵蛋白、孢子型乳酸菌、牛奶鈣、綜合酵素及果寡糖等多種營養成分，經過科學配製，精心製造而成的天然食品。能幫助幼童促進新陳代謝、維持消化道機能，使養分充分吸收，並能補充天然鈣質，幫助牙齒及骨骼正常發育，是嬰、幼兒必備的天然養生食品。

附註：

適用對象：四個月以上的嬰兒及一般幼童。

食用方法：一歲以下的嬰兒，每日一包；滿週歲以上的幼童，每日二包，於早、晚飯前服用。

產品規格：每盒六十包、每包五公克，粉末狀，添加天然的草莓口味，為純天然的食品。

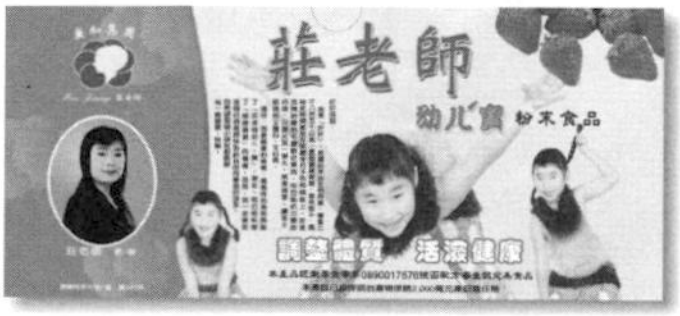

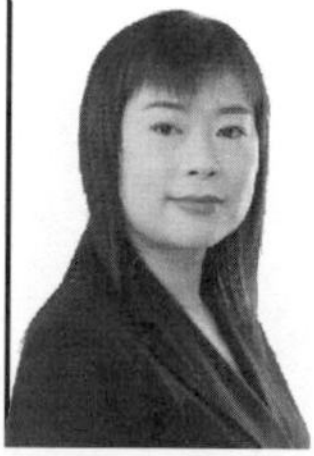

產品價格：每盒2,500元。

阡阡的話

我是大章老師章惠如的寶貝女兒『阡阡』，民國八十六年出生的時候，體重3850公克，是個健康寶寶，後來爸B、媽咪把時間都放在照顧坐月子的阿姨身上，於是我開始變的不喜歡吃東西，而且抵抗力變的好差，只要天氣一變化，就會感冒，讓爸B跟媽咪又擔心、又心疼。

還好，我最親愛的爸爸、媽媽特地為我調製了『莊老師幼儿寶』，是我最喜歡的草莓口味，我超愛吃的！每天早、晚吃飯前都會先吃一包；現在，我已經恢復了『健康寶寶』的模樣，而且有好多、好多的叔叔跟阿姨都誇讚我臉色變的好紅潤、皮膚也變的好漂亮！

更讓爸B跟媽咪高興的是：我不會感冒了！健保卡不再蓋的密密麻麻，自從換了IC健保卡後，我也從來沒有使用過喲！我想，我一定要把這個好消息趕快告訴我的同學跟好朋友，我希望每個小朋友都能跟我一樣健康、快樂！

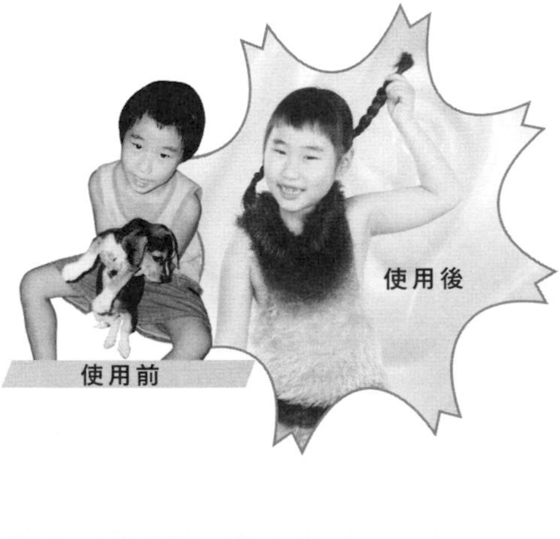

坐月子聖品──莊老師仙杜康

『莊老師仙杜康』是以新鮮糙薏仁為主要原料，配合珍貴的冬蟲夏草、孢子型乳酸菌、蔬果纖維和甘草、山楂等多種營養成分，經過科學配製，精心製造的天然食品。能促進新陳代謝、減輕疲勞和養顏美容，一般人適用，尤其推薦產後婦女坐月子食用。婦女產後內臟鬆垮且往下墜，坐月子期間內臟有回復原位的本能，服用『莊老師仙杜康』來幫助維持消化道機能，使排便順暢，並且以正確的坐月子方法調養，讓您對回復產前身材更有信心！

附註：

1 『莊老師仙杜康』是產婦專用的養生食品，男女老幼也適用，但孕婦及準備在一個月內懷孕的婦女禁用。

2 『莊老師仙杜康』每盒二十八包，自然生產三十天須服用六盒，剖腹生產及小產四十天須服用八盒。

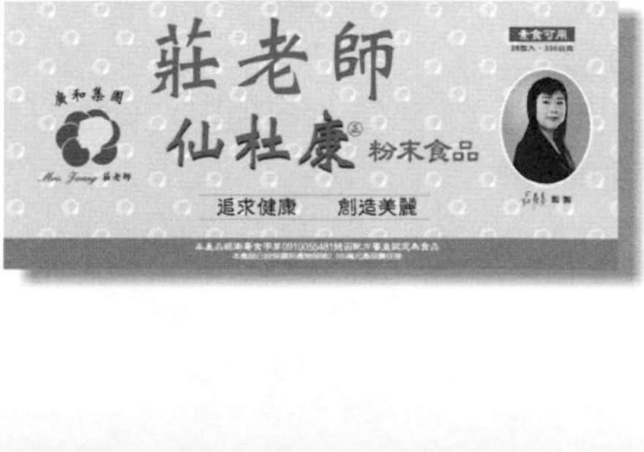

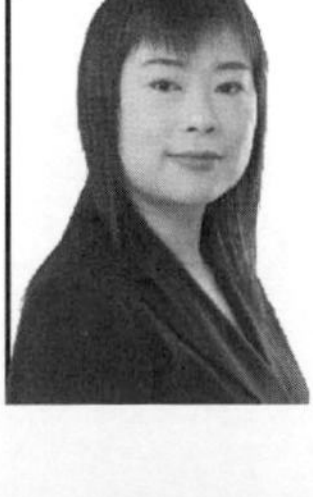

坐月子聖品——莊老師婦寶

『莊老師婦寶』是以特殊栽培、細心管理的薏苡種實為主要原料，配合以高品質的珍珠粉、特級山楂、乾薑以及精選的山藥、米胚芽萃取物（谷維素）、大豆萃取物（大豆異黃酮）、小麥胚芽粉末（維生素E）和蛋殼萃取物等精心製造的天然食品。產婦在坐月子期間，因賀爾蒙失調，容易造成形神憔悴、皮膚粗造、皺紋、黑斑等症狀；『莊老師婦寶』的天然成分中含有豐富的鈣、鐵質，是女性生理期、坐月子、流產、更年期以及閉經後用以增強體力、滋補強身的營養補充好選擇。

附註：

1 『莊老師婦寶』具有破血性，孕婦、胃出血、十二指腸出血、重感冒、發高燒時請勿服用。

2 『莊老師婦寶』每盒二十一包（七日份），自然生產三十天須服用四盒，剖腹生產及小產四十天須服用六盒。

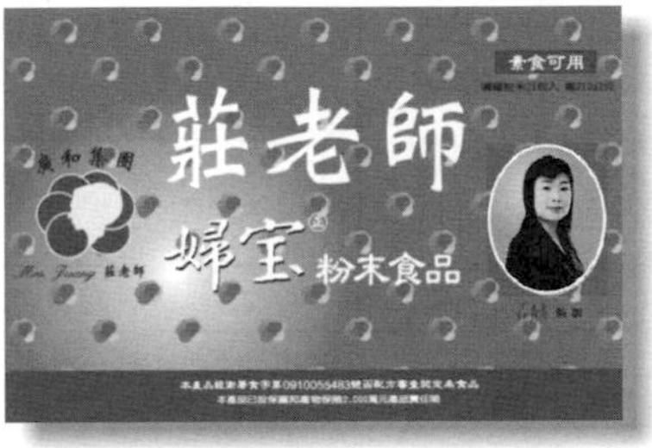

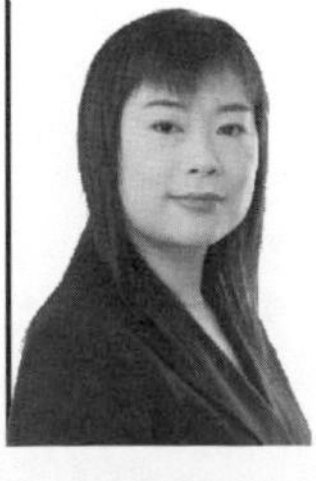

坐月子聖品莊老師——養要康

『莊老師養要康』為高科技濃縮錠，系由杜仲濃縮萃取再加上白鶴靈芝、天然甲殼素、鯊魚軟骨萃取粉末等天然材料所製成，不但適合坐月子及生理期使用，亦可用於平日之身體保健之用。

附註：

1 『莊老師養要康』坐月子、生理期及常感腰酸者均適用。

2 『莊老師養要康』每盒四罐，每罐四十二錠，坐月子、生理期或一般保養者，每日六錠，於三餐飯後各服二錠，連續服用一——三盒。

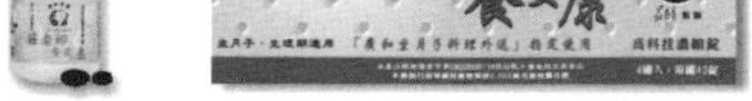

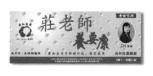

廣和仕女餐外送服務—生理期專業套餐

◎服務方法與價格

一、方法：

完全依照廣和莊老師的方式並按前述之「生理期小月子食譜」內容料理，於生理期間每天配送一次，連續五日，早上九點前送達，全年無休。

二、價格：

原價8,000元（餐費1,200元/日；莊老師仕女寶2,000元/盒），仕女五日餐優惠價6,600元（含運費、材料費、工本費及莊老師仕女寶一盒），一次訂購六期（30天）特惠價36,000元（再省3,600元！），本訂價全省統一不二價。

◎料理方式

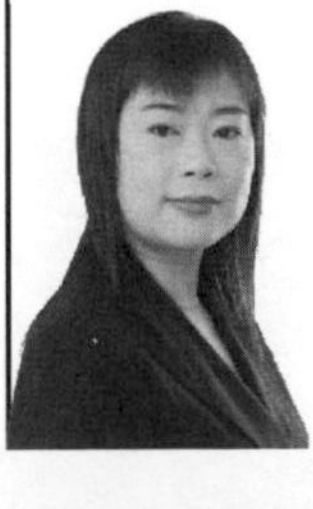

1 全程使用『廣和小月子水』料理。
2 麻油使用慢火烘焙的「莊老師胡麻油」。
3 一律使用老薑爆透（爆至兩面均皺，但不可爆焦）料理。

◎廣和仕女餐食譜　＊（）內為素食食譜

第一～二天：排除體內的廢血、廢水、廢氣及老廢物

1 生化湯：一碗
2 麻油炒豬肝（素豆包）：二碗
3 油飯（素油飯）：二碗
4 紅豆湯：一碗
5 魚湯（素燉品）：一碗

6 莊老師仕女寶-婦　寶（生理期專用）：每餐飯後食用一包，一日三包
7 莊老師仕女寶-養要康（生理期專用）：每餐飯後食用一包，一日三包

第三-四天：收縮子宮、骨盆腔

1 麻油炒豬腰（素腰花）：二碗
2 甜糯米粥：一碗
3 油飯（素油飯）：一碗
4 魚湯（素燉品）：一碗
5 藥膳（湯）：一碗
6 莊老師仕女寶-婦　寶（生理期專用）：每餐飯後食用一包，一日三包
7 莊老師仕女寶-養要康（生理期專用）：每餐飯後食用一包，一日三包

第五天：補充營養、恢復體力

1 麻油雞（素烏骨雞）：二碗

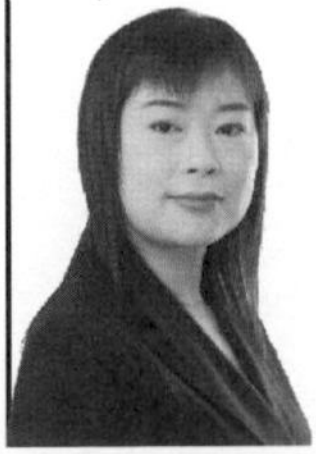

2 甜糯米粥：一碗

3 油飯（素油飯）：一碗

4 魚湯（素燉品）：一碗

5 藥膳（湯）：一碗

6 莊老師仕女寶-婦　寶（生理期專用）：每餐飯後食用一包，一日三包

7 莊老師仕女寶-養要康（生理期專用）：每餐飯後食用一包，一日三包

廣和 優良叢書精華介紹

Mrs. Juang 莊老師

孕、產婦健康系列叢書

從懷孕到坐月子

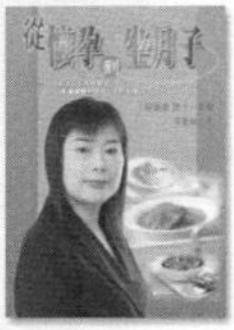

詳細闡述莊淑旂博士的養胎及坐月子理論，並掌握懷胎十月的變化，讓產婦以最自然、最正確的方法調養身體，對有心藉由懷孕、生產找回健康、美麗、窈窕的女性朋友來說，這本暢銷書是必備的！

定價280元

孕婦養胎寶典

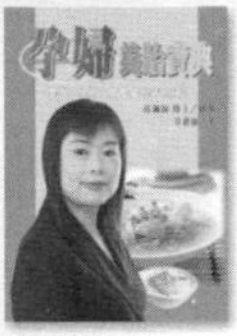

莊淑旂博士養胎秘方大公開，莊壽美、章惠如老師培育下一代的精闢理論，指導您懷孕期間各階段正確的生活飲食，各式保健DIY絕招，想做到『媽媽不虛胖，胎兒好壯壯』嗎？那麼您就一定需要這本書啦！

定價250元

孕婦這樣吃

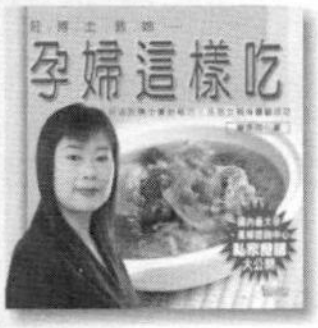

生養一個健康、正常的寶寶，是每一位父母的共同心願;莊淑旂博士多年研究的養胎秘方，由其外孫女章惠如親身體驗，並與莊博士愛女莊壽美老師共同編撰精美圖文食譜，是懷孕婦女不可獲缺的的養胎食譜書！

定價220元

好朋友與妳

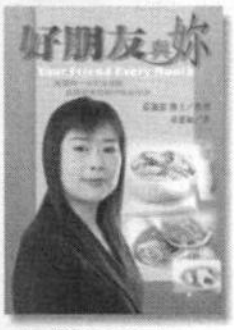

每個月光臨一次的生理期，就是妳長相廝守的好朋友，本書指導您如何與好朋友共渡健康的一天，讓妳輕鬆抓住每個月改善體質的好機會，〝月〞來越健康，〝月〞來越美麗！

定價260元

坐月子的方法

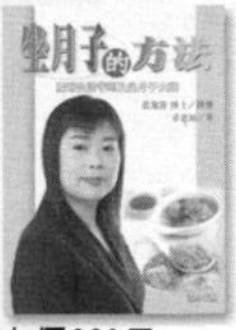

詳細闡述莊淑旂博士的坐月子理論，讓產婦以最自然、最正確的坐月子方法調養身體，對有心藉坐月子找回健康、美麗、窈窕的女性朋友來說，這本暢銷書是必備的！

定價220元

坐月子御膳食譜

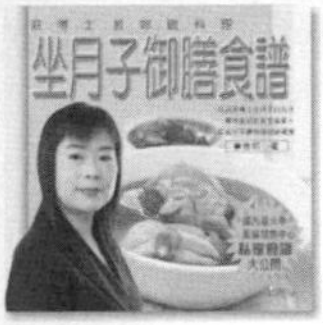

坐月子該如何吃？本書給您最正確的指導，葷、素食加藥膳的最佳食譜通通收錄，還有產後半年瘦身食譜大公開，彩色印刷，主食、副食自行搭配，實爲近年最精彩的食譜書！

定價250元

養生系列叢書、VCD

防癌宇宙操 操作示範VCD

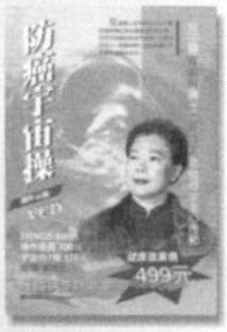

在國際上享有盛名的女中醫莊淑旂博士與莊壽美老師母女倆，多年來推動的防癌宇宙操，只要每天投入一點點時間，就能夠讓您全家擁有健康的生活。

定價800元
健康推廣價499元

自我健康管理

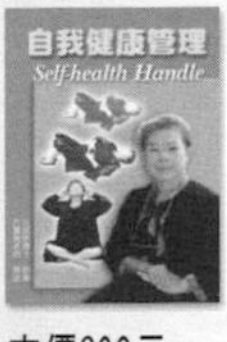

莊淑旂博士指導，莊壽美老師撰述，讓您了解日常生活各種身體症狀如何有效的預防與治療，作自己的醫生，進而保障全家人的健康。

定價200元

這樣吃最健康

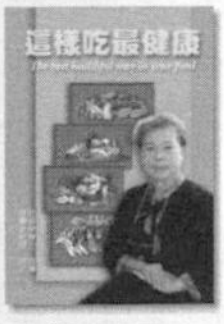

開啓健康飲食新觀念，詳細敘述各種體型、體質適合的餐點及健康守則，以及各種身體症狀的預防與應對方式。

定價280元

全民健康自我診斷問卷表（表一）

親愛的朋友：

您好，這是一份有關於"全民健康"的自我診斷問卷表，問卷中的所有問題都將作爲防範癌症及其病因探索的研究，請您仔細作答，以便於協助防癌工作的有效推展，謝謝您的合作。

發起人中華民國家族防癌協會董事長莊淑旂敬上

姓名：__________ 電話：（O）__________（H）__________ 傳眞：__________

住址：____________________

問卷內容：◯過去病歷：____________________

◯主要症狀：____________________

一、個人基本資料

若須服務者請塡妥後附上前後左右相片四張連圖表二、三、寄至本服務處（請附回郵信封）

■性別：男____女____血型____ ■學歷：__________

■年齡：____歲____年____月____日生 ■體重：__________

■身高：____藉貫________ ■職業：__________

■婚姻狀況：(1)已婚______(2)未婚______(3)離婚______

■壓診：(1)有異狀______(2)無異狀______（壓診、打診請參考書中解說）

■體型：(1)正常型______(2)駝背型______(3)上腹突出型______(4)下腹突出型________（參考下圖）

二、您是否具有下列症狀，請勾選（可複選）

A.男女共同症狀

是 否

☐ ☐ (1)嘴巴歪扭或左右臉頰無法協調

☐ ☐ (2)兩眉間有皺紋

☐ ☐ (3)有老人斑或黑痣增加現象

☐ ☐ (4)皮膚鬆弛或光澤消失（眼睛、臉頰、下巴、乳房、腹部、臀部等肌肉）

☐ ☐ (5)曾罹患良性腫瘤

☐ ☐ (6)易長雞眼

☐ ☐ (7)常連續打噴嚏

☐ ☐ (8)易流鼻水或鼻血

☐ ☐ (9)經常喉嚨疼痛或聲音沙啞，久久不癒

☐ ☐ (10)背部時感痠痛僵硬

☐ ☐ (11)腰部常有沉重感

☐ ☐ (12)腰部容易閃扭受傷

☐ ☐ (13)容易感到發冷（如四肢、膝蓋、腳踝、背部、腰部及下腹部等）

☐ ☐ (14)常有四肢或下肢冰冷的感覺

☐ ☐ (15)眼睛容易疲勞痠痛

☐ ☐ (16)看東西常感模糊或視野狹窄

□　□(17)黃昏之後常有腳重、無力感或小腿浮腫
□　□(18)常感睡眠不足
□　□(19)早晨起不來
□　□(20)醒後、頭腦仍感不清楚
□　□(21)常感壓力，透不過氣
□　□(22)經常感到情緒不穩或坐立不安
□　□(23)口腔成口黏膜有發炎、糜爛、潰瘍
□　□(24)高音性耳鳴、頭暈
□　□(25)聽力急速減弱
□　□(26)皮膚常感搔癢或有慢性皮膚炎
□　□(27)大小便形狀、顏色及習慣的改變
□　□(28)胃部脹氣及疼痛、嘔氣
□　□(29)禿頭或容易掉頭髮
□　□(30)常衣衫不整或不修邊幅
□　□(31)體重急速變化（增加或下降）
□　□(32)無特殊胸部疾病但長期咳嗽，不易治癒

B.男性作答部份（以下為男性具有的症狀）
□　□ (1)人際關係處理不善
□　□ (2)忽然變得善忘、嘮叨或沉默寡言
□　□ (3)工作慾望減退
□　□ (4)性機能衰退
□　□ (5)情緒失調，不能控制
□　□ (6)無症候性血尿
□　□ (7)常想上廁所卻不易排尿或如廁後仍有殘尿感

C.女性作答部份（以下為女性具有的症狀）
□　□ (1)生理期前常感情緒不穩定
□　□ (2)生理期前常感乳脹
□　□ (3)生理期來臨前易長青春痘、雀斑
□　□ (4)經常發生生理痛
□　□ (5)生理期間容易患感冒
□　□ (6)生產後（自然流產、人工流產亦包含）曾罹患感冒
□　□ (7)性冷感
□　□ (8)子宮腫瘤或已切除（包括葡萄胎或子宮肌腫）
□　□ (9)不正常出血
□　□(10)曾罹患子宮內膜炎或子宮內膜異位症

體型自我診斷

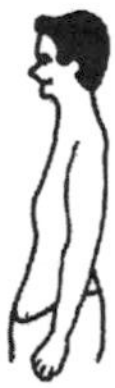
下腹突出型

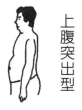

上腹突出型

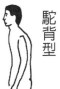

駝背型

一、正常體型

正常體型是指體內不滯留氣的健康體型，也就是身體極爲健康人；莊博士的健康管理法所追求的體型，就是正常體型。這類型的人必然生活正常、不會偏食，而這也正是其他體型的人所必須實踐的。

二、駝背型

駝背型是指胃腸均易滯留氣的體型；將身體依附牆壁，腳跟和背部緊靠牆壁，這個時候如果肩膀不能靠到牆，就是駝背型。這一類型的人，肩胛骨較易長肉，而胸部的肌肉很單薄；肩和背很容易有凝重的感覺，常有睡眠不足的現象。

三、上腹部突出型

上腹部突出型是指氣滯留在胃部、常常打呃的體型；肌肉厚，胸到胃部突出，這類體型的人常常覺得自己體型很雄壯。由於胃部易留氣體，常常打呃，晚上睡前有不吃東西就睡不著的習慣，因而造成胃擴張。

四、下腹部突出型

下腹部突出型是指氣滯留在下腹部的體型；這類型的人肌肉薄，肚臍以下的下腹突出，整個內臟下垂，肚腹肌肉沒有彈性。由於平常水分攝取過量，加上下腹充滿氣，影響小腸運作，無法好好吸收養分而造成這類體型。

此外，有的人就是肚子大，而分不清楚到底是上腹還是下腹突出。這種情形可以用肚臍以上較突出的，就是上腹部突出型；肚臍以下較突出，就是下腹部突出型。

廣和坐月子生技股份有限公司

地址：台北市北投區立功街 122 號
電話：(02)2858-3080
傳眞：(02)2858-3769

（本表僅供參考但若有需要服務者，請將本表塡妥後附上「一週遇飲食記錄表」及「健康諮詢表」、「女性掌握身心健康記錄表」）。

附上回郵信封寄至服務處：
廣和坐月子：台北市北投區立功街 122 號

健　康　諮　詢　表（表二）

編號　　　　　　　　　　　　　　　　填表日：　　年　　月　　日

<table>
<tr><td rowspan="2">姓　名</td><td colspan="2" rowspan="2"></td><td rowspan="2">性　名</td><td>□男</td><td>生　日</td><td colspan="2">年　　月　　日</td></tr>
<tr><td>□女</td><td>年　齡</td><td colspan="2">歲</td></tr>
<tr><td>地　址</td><td colspan="4"></td><td>電　話</td><td colspan="2">(H)
(O)</td></tr>
<tr><td>學　歷</td><td></td><td>職　業</td><td></td><td>身　高</td><td>CM</td><td>體　重</td><td>KG</td></tr>
<tr><td rowspan="16">諮
詢
問
題</td><td colspan="7">過去病歷史：</td></tr>
<tr><td colspan="7">擨</td></tr>
<tr><td colspan="7"></td></tr>
<tr><td colspan="7">揸</td></tr>
<tr><td colspan="7"></td></tr>
<tr><td colspan="7">揑</td></tr>
<tr><td colspan="7"></td></tr>
<tr><td colspan="7">您現在最擔心的症狀：</td></tr>
<tr><td colspan="7">擨</td></tr>
<tr><td colspan="7"></td></tr>
<tr><td colspan="7">揸</td></tr>
<tr><td colspan="7"></td></tr>
<tr><td colspan="7">揑</td></tr>
<tr><td colspan="7"></td></tr>
<tr><td colspan="7">備註：</td></tr>
<tr><td colspan="7"></td></tr>
</table>

健康諮詢中心：台北市北投區立功街 122 號

TEL：(02)2858-3080　　FAX：(02)2858-3769

每週進餐飲食記錄表

請您詳細填寫進餐內容，譬如何時用餐，用什麼油，吃幾碗飯，吃什麼菜，喝什麼飲料……等。

餐別 星期	早　餐	午　餐	晚　餐	宵　夜
一	用餐時間： 食物內容：	用餐時間： 食物內容：	用餐時間： 食物內容：	用餐時間： 食物內容：
二	用餐時間： 食物內容：	用餐時間： 食物內容：	用餐時間： 食物內容：	用餐時間： 食物內容：
三	用餐時間： 食物內容：	用餐時間： 食物內容：	用餐時間： 食物內容：	用餐時間： 食物內容：
四	用餐時間： 食物內容：	用餐時間： 食物內容：	用餐時間： 食物內容：	用餐時間： 食物內容：
五	用餐時間： 食物內容：	用餐時間： 食物內容：	用餐時間： 食物內容：	用餐時間： 食物內容：
六	用餐時間： 食物內容：	用餐時間： 食物內容：	用餐時間： 食物內容：	用餐時間： 食物內容：
日	用餐時間： 食物內容：	用餐時間： 食物內容：	用餐時間： 食物內容：	用餐時間： 食物內容：

請您一併回答下列問題

(1)請問您喜食＿＿＿＿＿＿＿＿＿＿＿ □冷食 □熱食

(2)請問您喜歡的烹調方式（可複選） □煎 □煮 □炒 □炸 □蒸 □其他（請列舉）＿＿＿＿＿＿＿＿
＿＿＿＿＿＿＿＿＿＿＿＿＿＿＿

(3)請問您較喜歡的飲料（可複選） □開水 □果汁 □茶 □酒 □咖啡 □礦泉水 □蒸餾水 □汽水 □可樂 □其他（請列舉）＿＿＿＿＿＿＿＿
＿＿＿＿＿＿＿＿＿＿＿＿＿＿＿

女性掌握身心健康記錄表（表三）

說明：

1. 請由月經第一天開始記錄，該日即爲周期之第一天。月經期請以「×」號記下。每日溫度連接起來，即成可判斷健康之曲線。
2. 睡前請先準備好鬧鐘、溫度計、記錄表、筆，並撥好明日睡醒量體溫的時間。
3. 測量時間，能固定最好，早上一聽到鬧鐘聲響，伸手拿溫度計放入舌下，並拿起鬧鐘撥好離當時約 5 分鐘的時間，再次聽到鬧鐘響時，取下溫度計，順手記錄。如《上表》。
4. 晚上入浴後，疲勞消除時，請回想當天自己的身心狀況，記錄如《下表》。

範例：《上表》

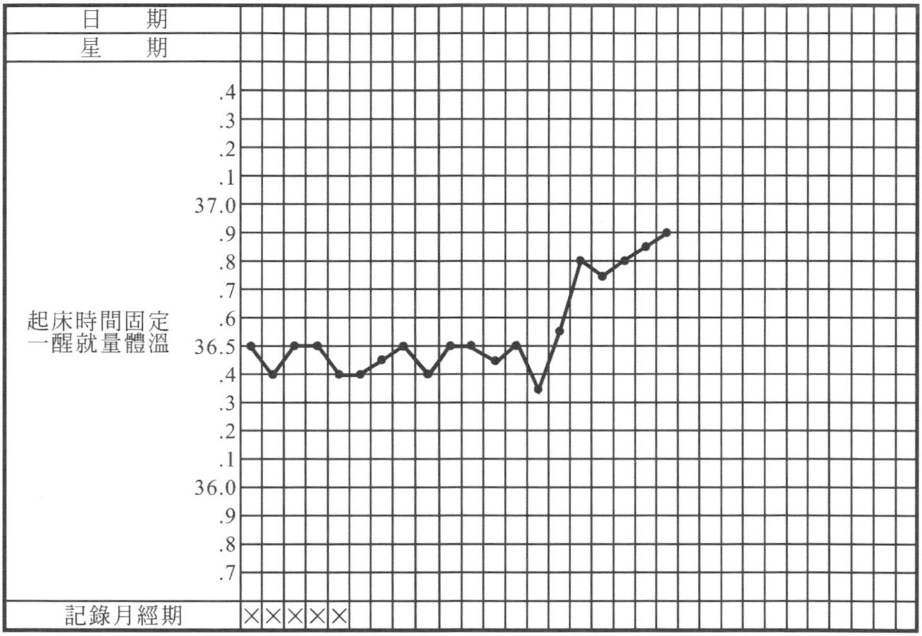

《下表》

月經期	隨時想睡覺				v																											
	沒胃口																															
	全身疲勞	v																														
	習慣性感冒																															
	生理痛		v	v																												
	下腹脹																															
	腰痠																															

請影印 12 份以上，以供一年之用

1.姓名：________________

2.性別：______

3.住址：郵區號____

4.電話：(O)　　　　　　　　　　　行動：
　　　：(H)______________________傳眞：________________

5.職業：________________

6.服務單位：______________________________________

7.生日：____年____月____日____歲

8.婚姻情形：□已婚 □未婚 □離婚 □鰥寡

9.學歷：___________________________

10.身分證字號：______________

11.身高：__________

12.血型：______

13.體重：__________

14.體型：□駝背型　□上腹突出型　□下腹突出型　□正常體型

15.過去主要症狀____

16.現在主要症狀____

17.開始填表日期_______________

掌握女性狀況的基礎體溫表

年　　月份

	日期																																
	星期																																
	.4																																
	.3																																
	.2																																
	.1																																
	37.0																																
	.9																																
	.8																																
	.7																																
	.6																																
	36.5																																
	.4																																
	.3																																
	.2																																
	.1																																
	36.0																																
	.9																																
	.8																																
	.7																																
	.6																																
	35.5																																
	記錄月經期																																
月經期	隨時想睡覺																																
	沒胃口																																
	全身疲勞																																
	習慣性感冒																																
	生理痛																																
	下腹脹																																
	腰酸																																
	便秘																																
	拉肚子																																
	洗頭髮																																
	頭重																																
月經後	頭昏																																
	早上起不來																																
	疲勞不易恢復																																
月經前	乳脹																																
	胃脹																																
	頭痛																																
	青春痘																																
	情緒不穩																																
其他	不正常出血																																
	排便																																
	豐盛的早餐																																
	仕女寶																																

1.由月經第一天開始記錄，該日即為周期之第一天.月經期以x號記下

2.測量時間需每日固定.溫度計於前日晚間先放於枕邊.早晨醒來不可移動.直接測量後才起床

3.將體溫記錄於上表.每日溫度連接起來.即成可判斷健康之曲線

4.每晚入浴後.疲勞消除時.請回想當天自己的身心狀況.記錄於上表(打v)

廣和養生藥膳月子餐

Mrs. Juang 莊老師

限時預購，30天只要 39,000元 名額有限，欲購從速！

每日新鮮現做，全程以【廣和米精露】製作，一天三餐17碗，餐點內容包含：廣和獨門藥膳配方、養生燉品、活力肉類、新鮮食蔬、元氣主食、精緻點心以及天然草本飲品，一天送一次，不論您在醫院、坐月子中心或家中，早上十點前送達，全年無休。

早餐以「廣和獨門藥膳配方」為主

中餐以「階段性的食材」麻油肝、腰、雞為主

晚餐以「發奶補品」為主

每餐再搭配活力肉類（配菜）、蔬菜、點心、飲料及各式飯類。讓您營養均衡、吃得美味又健康，搭配「廣和獨門藥膳」及「米精露」，讓您月子做得更好！！

廣和獨門藥膳配方：以「莊淑旂博士」之中醫理論為主，搭配「廣和中醫顧問群」的共同研發，最後委由GMP「漢聖製藥」研製而出。

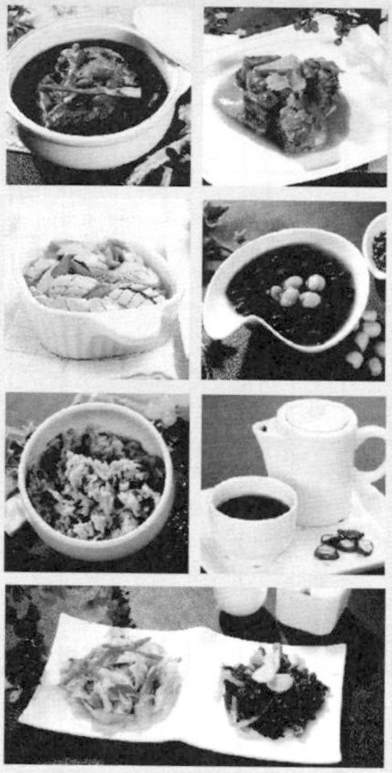

廣和養生藥膳月子餐・術後餐 3天示範菜單(葷食)

餐次	早餐	午餐	晚餐
第一天	逍遙婦女排骨湯	麻油豬肝湯	枸杞麻油鮮魚湯
	枸杞竹笙燴肉片	香爆喜相逢	彩椒雞柳
	白果花椰菜	雪肉清江菜	蒜香皇宮菜
	香菇美味油飯	薏仁飯	養生十穀飯
		銀耳蓮子湯	養生紫米粥
	生化飲	山楂飲	洛神花茶
第二天	活力氣血歸耆雞	麻油腰子湯	腰果蓮子肚片湯
	黑豆燴排骨	枸杞鮑魚燴雞柳	清蒸鮮魚
	銀魚莧菜	干貝高麗菜	歡喜四季豆
	五色養生飯	紅豆飯	南瓜飯
		蓮子紅豆湯	薏仁甜湯
	神奇茶	歸耆茶	百合桂圓茶
第三天	八珍藥燉鮮魚湯	長生藥膳燉雞湯	花生豬腳湯
	栗子燉雞	醬爆香肉片	芝麻牛蒡炒肉絲
	肉絲龍鬚菜	百合炒菠菜	枸杞炒百菇
	香椿飯	紅糟飯	栗子飯
		百合銀耳湯	首烏芝麻糊
	神奇茶	枸杞菊花茶	薑母茶

※實際出餐以當天菜單為準

※術後餐之「生化飲」視況改成「神奇茶」

廣和坐月子水

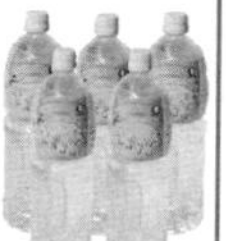

~~原價：4,560元~~ (12瓶/箱/5日量)

特惠價：4,100元

比米酒更適合產婦的料理高湯

專為產婦設計的坐月子小分子料理高湯，以「米酒精華露」加上『廣和獨家天然配方』製造而成，專供產婦在坐月子期間使用。包括多位新聞主播、知名主持人、藝人，在坐月子期間使用後，都已獲得驚人的印證。

廣和養生藥膳彌月油飯 (均禮盒包裝)

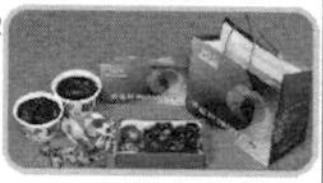

A（套餐）油飯（約9兩）+ 紅蛋 x 2 + 麻油雞或藥燉 x 2

一般價：388元 會員價：238元

訂月子餐30日價：208元

B（單點）油飯（約9兩）+ 紅蛋 x 2

一般價：268元 會員價：188元

訂月子餐30日價：168元

※ 訂購金額滿5000元以上宅配到府（一處），未滿5000者自取或自行支付運費（A餐720元/單趟、B餐240元/單趟），暫接10盒以上之訂單

乃の寶 茶飲

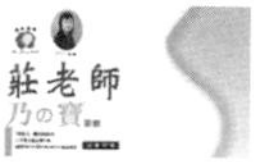

15包入重225公克

全素可食

適用對象：

產後保養者適用

~~原價：1,200元~~ 特惠價：980元

婦 寶

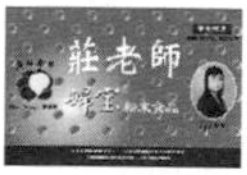

~~原價：2,100元~~ (21包/盒/7日量)

特惠價：1,800元

適用對象：產婦及一般女性初潮至閉經後，必備之養生保健食品，孕婦除外

調節生理機能，養顏美容、青春永駐，係女性初潮期、生理期、更年期；尤其是坐月子期之最佳調理食品。

仙杜康

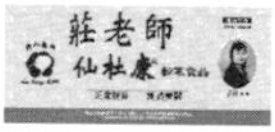

~~原價：1,500元~~ (28包/盒/5日量)

特惠價：1,300元

適用對象：產婦及一般男女老幼(四個月以上之嬰兒)均適用，孕婦除外

促進新陳代謝，產後或病後之補養，調整體質，幫助維持消化道機能使排便順暢，特別推薦坐月子的產婦使用。

生化飲

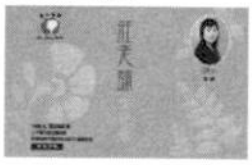

15包入重225公克

全素可食

適用對象：產後坐月子及生理期適用

~~原價：1,200元~~ 特惠價：980元

神奇茶 複方

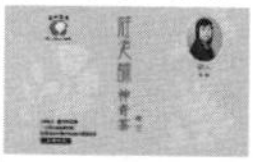

15包入重225公克

全素可食

適用對象：產前、產後、術前、術後及一般保養者適用

~~原價：1,200元~~ 特惠價：980元

喜 寶

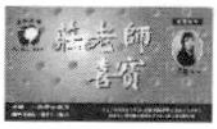

~~原價：2,100元~~ (90粒/盒/1個月量)

特惠價：1,800元

適用對象：男女老幼(四個月以上之嬰兒)均適用，尤其推薦懷孕中的準媽媽使用

孕婦懷孕期養胎、產後坐月子、更年期、授乳期所需天然鈣質等豐富營養補充之最佳聖品。

養要康

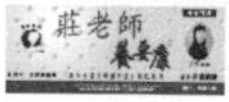

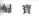

~~原價：2,400元~~ (4瓶/盒/28日量)

特惠價：2,000元

適用對象：坐月子及生理期的婦女

生物科技提煉杜仲濃縮錠，莊老師監製，坐月子、生理期及一般保養適用。

大風草漢方浴包

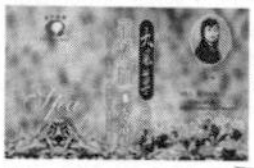

10包入重150公克

「坐月子」、「生理期」，擦拭頭皮、擦澡及泡腳專用！

~~原價：1,200元~~ 特惠價：980元

廣和專業坐月子養生機構

台北市北投區立功街122號 www.cowa-mother-care.com.tw

Mrs. Juang 莊老師

廣和集團

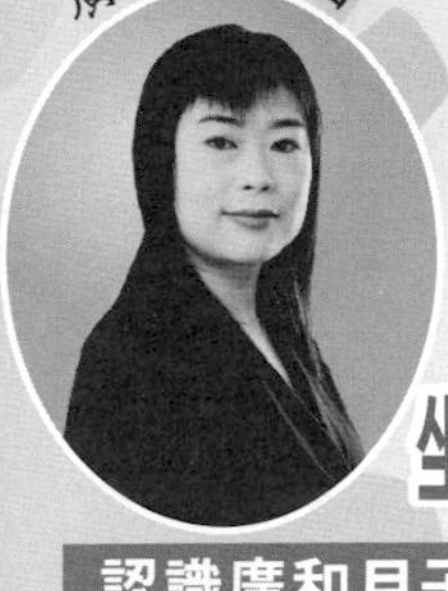

廣和

坐月子料理外送服務

認識廣和月子餐宅配服務

- 依循旅日名醫莊淑旂博士50年皇宮產科經驗、獨門坐月子理論，調配專業套餐
- 莊淑旂愛女莊壽美老師親自主持，並由外孫女章惠如老師現身說法及推廣
- 全年無休，專業廚師每日新鮮現做，並有專人宅配到府
- 獨家採用「廣和坐月子水」料理所有餐點
- 榮獲眾多知名新聞主播、藝人及數十萬消費者指定使用及口碑讚譽
- 個人專屬調理師，提供養胎及坐月子親切諮詢服務
- 合法經營，制度完善，每筆消費皆開立統一發票，服務品質有保障
- 首創全國葷、素月子餐外送服務，一張合約書，全國服務範圍皆適用
- 提供刷卡及免息分期付款服務，消費方式最彈性

敬請認明廣和集團優良商品

廣和集團係於民國79由莊壽美老師親自創辦，十多年來一直秉持著仁德及服務的精神，爲廣大的消費者健康把關！期間由莊壽美老師依循母親莊淑旂博士全民健康理論研發出來的商品，如：月子餐、仕女餐宅配服務；莊老師仙杜康、婦寶、喜寶、養要康、仕女寶、幼ㄦ ㄑ寶以及廣和坐月子水...等，皆由莊壽美老師與女兒章惠如老師親自監製，以確保最正確的配方與最優良的品質！

近來，市面上出現許多類似商品，不惜以削價競爭作爲手段，甚或謊稱由莊老師監製企圖混淆！爲此，本公司特別申明，敬請愛用者認明廣和集團優良商品：

1. 月子餐、仕女餐系列：

請認明「合約書」及「發票公司」必須爲以下公司：

A.廣和坐月子生技股份有限公司
B.廣和坐月子生技股份有限公司 天母分公司
C.喜洋坐月子有限公司
D.杰凱有限公司
E.駿杰有限公司
F.廣和堂

2. 盒裝商品系列：

A.須有莊壽美老師及章惠如老師肖像
B.或有莊壽美老師親筆簽名監製
C.發票公司須爲上述公司其中一家

廣和月子餐讓俞小凡產後再現風其

美麗＋氣質的影星俞小凡很喜歡小孩，不僅和小生老公翁家明合開了幼稚園，三年前生下老大後，更為了能夠帶小孩而淡出演藝圈。去年年底，俞小凡再度生下老二，兒女雙全，令人稱羨！

前後兩胎相隔三年，對俞小凡來說可是兩種截然不同的懷孕經驗。第一次懷孕時，俞小凡有充分的時間安心休養。但到了懷老二時，大兒子正處於活蹦亂跳的年齡，成天追著他東奔西跑之下，俞小凡明顯感覺到懷第二胎辛苦多了，不僅很容易疲倦，到了懷孕後期甚至連坐著都覺得骨頭酸痛。為了讓身體舒服一點，因此，俞小凡從懷孕期間就開始喝廣和所指導的大骨湯，並服用「莊老師喜寶」。好不容易順利等到小女兒出生，廣和提供的月子餐更幫助俞小凡把懷孕期間所消耗的體力元氣，通通補了回來！

廣和所提供的月子餐可說完全照顧到產婦月子期間的營養需求，讓俞小凡完全不用自己花心思去張羅飲食，就可以正確坐月子。尤其每道菜都用「廣和坐月子水」來料理，讓她可以完全不用擔心違反了月子期間不能喝水的禁忌。此外，號稱坐月子雙寶的「莊老師仙杜康」及「莊老師婦寶」兩樣保健食品，更讓俞小凡覺得受益良多。原本俞小凡的體質就比較怕冷，冬天一到，更是經常手腳冰冷，覺得難受。但經過廣和月子餐的調理，做完月子之後，俞小凡這些小毛病通通好多了，讓她相當滿意。

此外，除了飲食，廣和也照顧到產婦生活的其他層面，「莊老師束腹帶」就讓俞小凡讚不絕口。由於產後肚皮容易失去彈性，內臟也容易因為支撐力鬆弛而往下墜，藉由束腹帶，就可以把整個肚皮及內臟支撐托高，幫助腹部儘早恢復。廣和不僅提供束腹帶，還會專人教導如何正確纏繞束腹帶，這種貼心服務，讓俞小凡覺得相當受用。

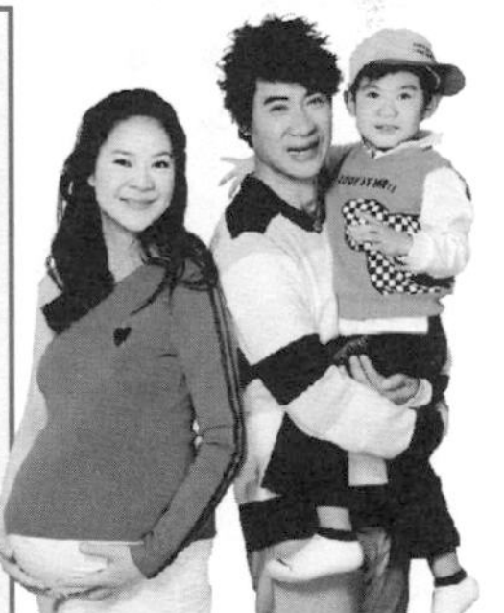

選擇廣和專業細心的幫助，在坐完月子之後對自己更加信心十足。俞小凡果然重新回復懷孕前的體力，在事業上及照顧起兩個小寶貝也更加得心應手。前後兩胎坐月子都選擇廣和月子餐的她，毫不猶豫的表示，未來如果有機會生第三胎，當然一定要再找廣和來幫她輕鬆坐月子！

報名諮詢專線：0800-666-62

歡迎來電索取免費的坐月子秘笈、孕婦養胎寶典或參加免費的媽媽教室及坐月子料理試吃會

廣和坐月子生技股份有限公司

總公司地址：台北市北投區立功街122號
網站：www.cowa-mother-care.com.tw

廣和集團

廣和健康亮麗館

Mrs. Jaang 莊老師

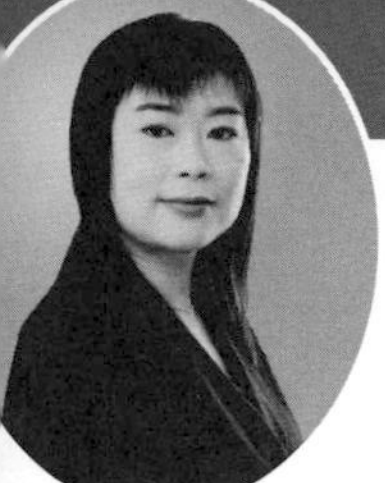

莊老師更女寶

『莊老師更女寶』是專為更年期以及閉經後的婦女設計的天然養生食品。內含多種營養成份，經過科學配製及生物科技技術，精心製造的天然食品。

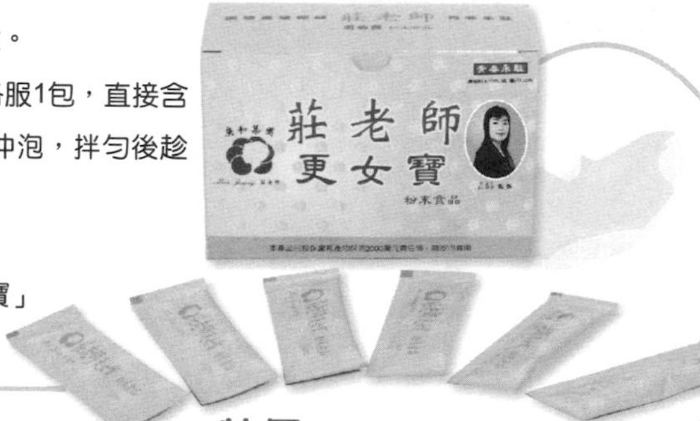

產品規格：5公克/包；40包/盒；20天份/盒。

食用方法：每日服用2包，於早、晚飯前各服1包，直接含入口中咀嚼或以100cc熱開水沖泡，拌勻後趁熱飲用。

產品售價：2,100元/盒（20天份）

產品附註：生理期間請搭配「莊老師仕女寶」

更女寶組合方案：

更女寶6盒 ＋ 仕女寶1盒 ~~原價：14,600元~~ **特價：10,800元**

莊老師仕女寶

「莊老師仕女寶」是專為生理期的婦女設計的天然養生保健食品，內含婦寶15包及養要康15包，為生理期5日量，為了方便上班族的女性使用，特別將內包裝改長條狀以方便入口，並將養要康改成粉末食品（添加天然哈密瓜口味）以方便攜帶，是生理期女性必備的天然養生食品。

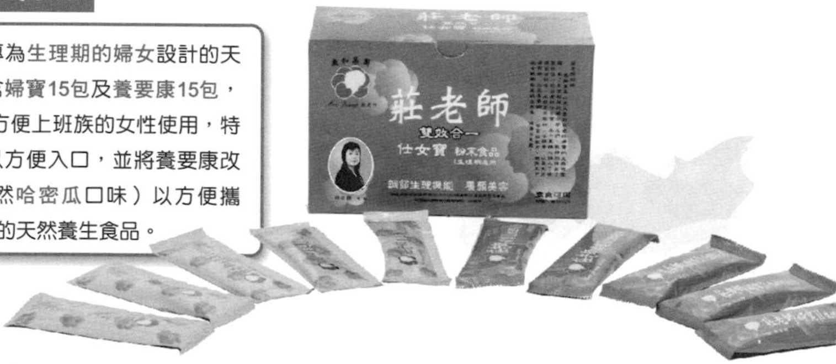

產品規格：10公克/包；30包/盒：

（1）婦寶10公克×15包/盒，粉末狀，添加天然的水蜜桃口味

（2）養要康10公克×15包/盒，粉末狀，添加天然的哈密瓜口味

食用方法：於生理期間第一天起，連續5天，每日3次，於3餐飯後先服用婦寶1包，約3-5分鐘後，再服用養要康1包，可加入100cc的熱開水中攪拌均勻、或直接放入口中咀嚼服用。

產品售價：2,000元/盒（生理期5天份）

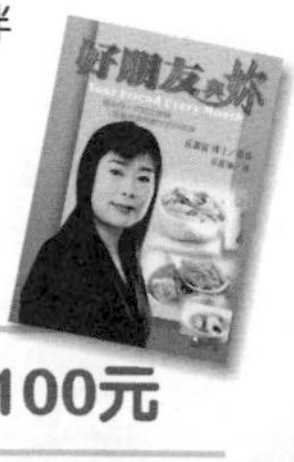

仕女寶組合方案：

仕女寶3盒 ＋ 好朋友與妳1本 ~~原價：6,260元~~ **特價：5,100元**

莊老師幼儿✓寶

莊老師幼儿✓寶」是專為嬰、幼兒設計的天然養生保健食品，內含珍貴的冬蟲夏草、珍珠粉並輔之以乳鐵蛋白、孢子型乳酸菌、牛奶鈣、綜合酵素以及果寡糖等多種營養成分，經過科學配製，精心製造而成的天然食品。能幫助幼童促進新陳代謝、維持消化道機能，使養分充分吸收，並能補充天然鈣質，幫助牙齒及骨骼正常發育，是嬰、幼兒必備的天然養生食品。

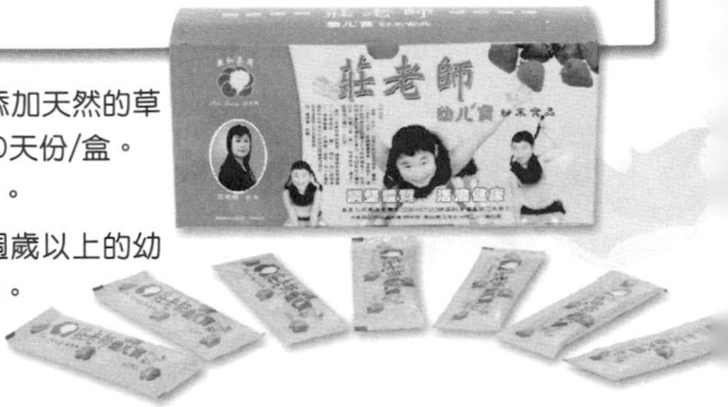

產品規格：5公克/包；60包/盒，粉末狀，添加天然的草莓口味，為純天然的食品，30-60天份/盒。

適用對象：四個月以上的嬰兒~12歲以下幼童。

食用方法：1歲以下的嬰兒，每日一包；滿週歲以上的幼童，每日二包，於早、晚飯前服用。

產品售價：2,500元/盒（1~2個月份）

阡阡的話

我是**大章老師章惠如的寶貝女兒『阡阡』**，民國86年出生的時候，體重3850公克，是個健康寶寶，後來爸B、媽咪把時間都放在照顧坐月子的阿姨身上，於是我開始變的**不喜歡吃東西**，而且抵抗力變的好差，**只要天氣一變化，就會感冒**，讓爸B跟媽咪又擔心、又心疼。

還好，我最親愛的爸爸、媽媽特地爲我調製了『**莊老師幼儿✓寶**』，是我最喜歡的草莓口味，我超愛吃的！每天早、晚吃飯前都會先吃一包，現在，我已經恢復了『健康寶寶』的模樣，而且有好多、好多的叔叔跟阿姨都誇讚我臉色變的好紅潤、皮膚也變的好漂亮，更讓爸B跟媽咪高興的是：**我不會感冒了**！健保卡不再蓋的密密麻麻，自從換了IC健保卡後，我也從來沒有使用過吻！我想，我一定要把這個好消息趕快告訴我的同學跟好朋友，我希望每個小朋友都能跟我一樣健康、快樂！

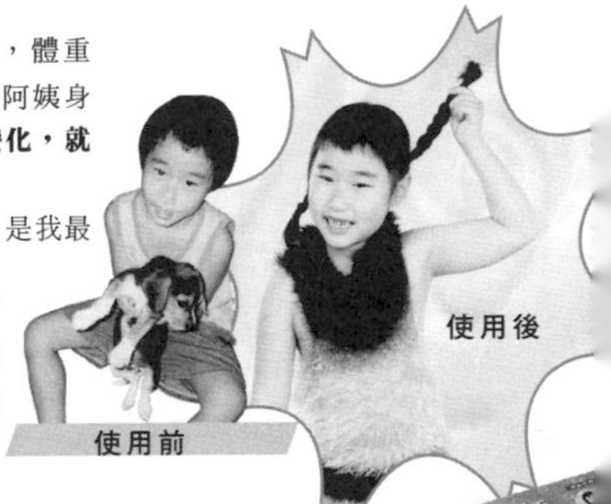

幼儿✓寶組合方案：

幼儿✓寶 4盒 ＋ 喜 寶 1盒 ~~原價：12,100元~~ **特價：8,400元**

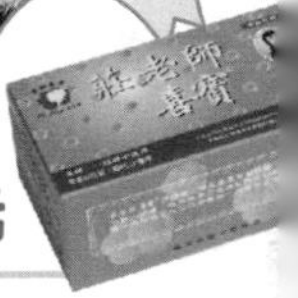

DIY 坐月子藥膳補帖

30天只要 NT$7,500

一份專為坐月子的產婦所調配的階段性調理藥膳包

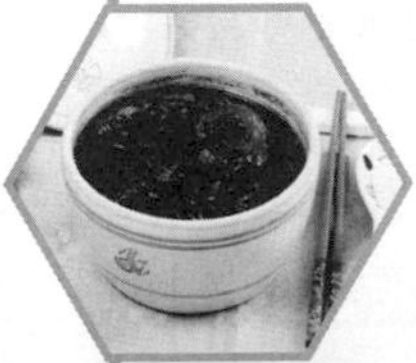

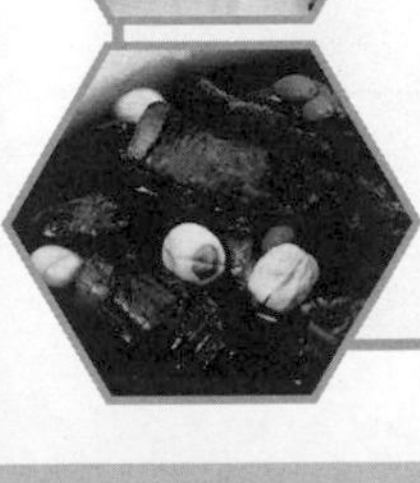

坐月子是女性調整體質的大好良機！搭配廣和月子藥膳補帖來調理滋補，不僅方便、經濟，還能協助您達到產後補養的目的！是女性，尤其是坐月子及生理期滋補養顏的最佳幫手！

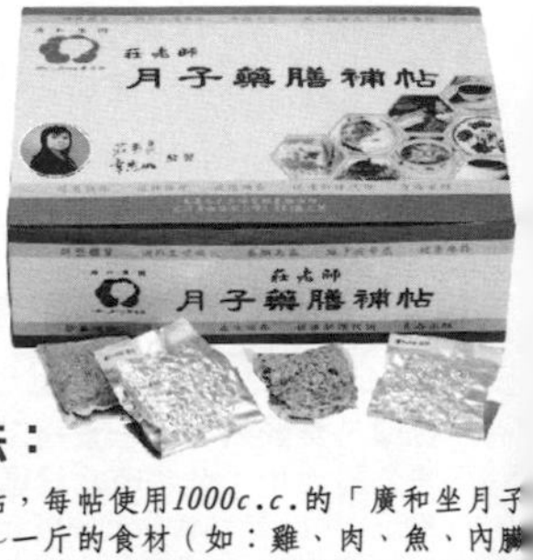

階段調理目的：

第一階段（6帖）
調節生理機能、促進新陳代謝。
第二階段（8帖）
調整體質、減少疲勞感。
第三階段（8帖）
增強體力、滋補強身。
第四階段（8帖）
營養補給、養顏美容。

適用對象：

1. 家中有人幫忙坐月子，想要專業藥膳調理者
2. 剖腹產想多做30天月子，以調養耗損的體質者
3. 小產無法在家做好月子者
4. 生理期調養
5. 已坐完月子還想利用產後半年調理身體者

食用方法：

每日食用一帖，每帖使用1000c.c.的「廣和坐月子水」及半斤～一斤的食材（如：雞、肉、魚、內臟...等共同燉煮約15-20分鐘，一日內分2～3次食用

廣和健康書十二

更年期的生活與飲食

— 把握女性最後一次的生理轉機

著作指導：莊淑旂
專業顧問：婦產科權威 鄭福山 醫師
著作人：章惠如
發行人：章惠如
業務部：賴駿杰、章秉凱
出版：廣和坐月子生技股份有限公司
銀行電匯：玉山銀行天母分行 帳號：0163440860629
戶名：廣和坐月子生技股份有限公司
(電匯必須來電告知以便處理，請附上掛號費80元以便迅速寄貨！)
登記證：新聞局臺業字第四八七二號
地址：台北市北投區立功街122號
電話：0800-666-620
傳真：(02)2858-3769
印刷：達英印刷事業有限公司
總經銷：紅螞蟻圖書有限公司
地址：台北市內湖區舊宗路2段121巷28之32號4樓
電話：(02)2795-3656
傳真：(02)2795-4100
出版日期：2010年1月第二刷
ISBN：957-8807-28-7
定價：新台幣260元

國家圖書館出版品預行編目資料

更年期的生活與飲食：把握女性最後一次的生理轉機 / 章惠如 著 .-- 臺北市：
廣和, 2005【民94】
面；　公分 . -- (廣和健康叢書)
ISBN 957-8807-28-7 (平裝)
1. 更年期　2. 飲食　3.婦女 — 醫療、衛生方面
417.1　　94007053